补好营养好抗癌
——肿瘤患者营养手册

主　编　刘天舒　高　键

副主编　徐　蓓　纪春艳　杨　平　李　倩

编　委　冯　艺　陈　勇　袁　伟　郑　峥

　　　　马丽华　倪丽萍　符　漪　韩　颖

插　图　刘语萱

上海科学技术出版社

图书在版编目（ＣＩＰ）数据

补好营养好抗癌：肿瘤患者营养手册 / 刘天舒，高键主编. -- 上海 ： 上海科学技术出版社，2022.4
ISBN 978-7-5478-5664-2

Ⅰ．①补… Ⅱ．①刘… ②高… Ⅲ．①肿瘤－临床营养－手册 Ⅳ．①R730.59-62

中国版本图书馆CIP数据核字(2022)第030241号

补好营养好抗癌——肿瘤患者营养手册
主编　刘天舒　高　键

上海世纪出版(集团)有限公司
上海科学技术出版社　出版、发行
（上海市闵行区号景路159弄A座9F-10F）
邮政编码201101　　www.sstp.cn
上海展强印刷有限公司印刷
开本 787×1092　1/16　印张 11
字数 115千字
2022年4月第1版　2022年4月第1次印刷
ISBN 978-7-5478-5664-2/R·2485
定价：68.00元

本书如有缺页、错装或坏损等严重质量问题，请向印刷厂联系调换 电话：021-66366565

内容提要

　　本书由复旦大学附属中山医院肿瘤防治中心组织相关营养科专家协同临床专家共同编撰，共五部分64条，详细讲解肿瘤患者在治疗康复中急需的营养评估、营养治疗与营养干预措施等核心知识。

　　本书借助临床中的典型案例故事结合浅显易懂的图文介绍，实用性和可读性强，可为肿瘤患者诠释正确的饮食营养知识和具体的操作路径，帮助患者辨识肿瘤营养误区，破解矛盾的营养信息，是一本肿瘤患者、家属乃至临床医护人员均能看得懂、用得上的科普图书。

序

日常生活中我们时常听闻，相识的人、同事或朋友甚至身边的亲人罹患肿瘤。其中，不乏一些人长期健康生存，也有一些人不幸在数月或一两年内不幸过世。

随着细胞生物学及免疫学等医疗技术的不断发展，涌现了许多治疗肿瘤的新药和新的治疗方法，为肿瘤患者带来相对更长的生存时间和更好的生活质量；定期体检和早期筛查，可以早期发现肿瘤，并能做到早期诊断和早期治疗，让越来越多的中晚期肿瘤成为"慢病"。然而也有许多不尽人意的方面，比如：肿瘤患者生存时间的延长还很有限；因伴有其他合并疾病和同时进行的抗肿瘤治疗导致肿瘤患者的生活质量下降，等等。如何尽可能地既延长肿瘤患者的生存时间，又能提升他们的生活质量，是摆在医务工作者面前的一道难题。为此，营养支持、康复锻炼、认知调适以及镇痛等姑息治疗都应得到医务人员、患者及家属的重视，这其中营养支持显得尤为重要。

合理、良好和科学的饮食，对中晚期肿瘤患者治疗期间的营养保障非常重要。肿瘤患者不同时期的营养支持和要素补给，对能否获得长期有质量的生存意义重大。然而，治疗期、手术期、康复期、平稳期及晚期肿瘤患者的膳食和营养补充有着不同的要求和精准实施问题，应体现出其各自的科学性和个性化。如能很好地指导患者科学选择膳食，保证必要的营养，就能更好地配合好临床治疗，达到"1+1 > 2"的效果，同时也为患者能长期坚持接受如化疗、放疗、免疫治疗等综合性抗肿瘤治疗打下了较可靠的身体基础，为患者长期生活质量的提升提供保障。

肿瘤营养学是最近几年发展比较快的一门学科，人体各个脏器的营养需求既相对独立，又密切相关。在临床实践中，我们还发现不少医务人员对肿瘤患者存在"重治疗，轻症状"的习惯，知道营养姑息支持治疗的重要性，却对患者体重的不断下降、营养状况恶化不够重视。如何做到从基础到临床、从病房到居家，如何对肿瘤患者的营养需求进行全方位的指导和实践，对医务工作者提出了非常具体的要求和挑战。

本书从营养学的基本原则出发，契合我国的国情，将患者和我们医务人员都关注的肿瘤营养问题以通俗的语言加以阐述，并用形象的图表辑文成册，既方便病友反复阅读，又直观新颖易懂，具有较高的参考价值，也具有一定的实操性。

希望《补好营养好抗癌——肿瘤患者营养手册》一书能成为广大肿瘤患者、家属和医务人员都喜爱的科普读物！

中国科学院院士

复旦大学附属中山医院院长

樊嘉

2022年2月

前　言

　　虽然身为一名在肿瘤防治事业上有着几十年经验的内科医生，但说实话，面对肿瘤，人类并不是百战百胜的。为患者选择更合适的治疗方案，争取更多的生存时间，提升更高的生存质量，一直是肿瘤医护人员永不放弃的职责。

　　大量的流行病学资料证明：一些肿瘤如胃癌、食管癌、大肠癌及乳腺癌等，与人们的饮食习惯关系密切，同时患者在进行治疗的过程中，常常会因为诸如放疗、化疗等传统治疗带来的副作用而导致身体虚弱、免疫力低下等。对这些肿瘤患者来说，营养摄入尤为重要，但是在实际诊疗中，有很多肿瘤患者出现营养不良，究其原因，大致有肿瘤本身的高代谢消耗、肿瘤治疗过程中的不良反应、患者对营养认知存在误区等，所以让更多肿瘤患者了解营养知识、破除营养误区至关重要。

　　从医多年，笔者深感为更多的患者和家属乃至社会大众普及科学知识，是医生应尽的职责。基于肿瘤患者营养支持的重要性，我们团队向众多肿瘤患者和家属征集了他们关注的饮食营养问题，给予解答并编撰成本书。全书根基于众多营养师和肿瘤专科医生的临床经验，内容涵盖肿瘤流行病学、肿瘤预防、肿瘤临床营养、肿瘤患者膳食指导、肿瘤护理等众多方面，全方位提供专业建议，力图让患者远期生存有所获益。

　　来到医院接受诊疗的每一位肿瘤患者，都在努力让自己从失衡走向生活平衡。我们互相见证彼此的努力，也希望为大家做得更多更好。

本书力图将研究结果转化为具体可行的肿瘤患者营养管理方案，期待本书成为广大肿瘤患者及家属肿瘤治疗路上的好帮手！希望这些知识充盈每一位肿瘤患者的生活，拓宽每一位肿瘤患者的治疗之路！

复旦大学附属中山医院肿瘤防治中心

刘天舒

2022年2月

目　录

一、营养不良与评估

据统计，住院的肿瘤患者中，每 10 个人中就有 7 个人存在营养不良，且大多数为中度、重度的营养不良。

二、营养干预

不少肿瘤患者在得到有效营养干预后生存时间延长，生活质量改善，还节省了大量费用。

三、营养治疗

　　肿瘤患者和家属千万不要忽视营养治疗，应当及时向医生寻求适当的营养治疗，其效果有可能会让人大吃一惊！

四、营养误区

民间口耳相传的忌口、发物之说，随着社会经济和科学技术的发展已不合时宜，成为误区。

五、常见肿瘤饮食营养对策

人是铁，饭是钢。癌症患者更是如此，但怎么吃更合理、更有助于治疗和康复，是有很多讲究的。

一、营养不良与评估

随着我国经济的发展和国力的提高，人民群众的物质生活水平得到大幅度提升，国人不仅仅解决了温饱问题，还过上了小康生活。在这样的生活条件下，难道肿瘤患者还会出现营养不良的情况吗？事实上，在我国住院的肿瘤患者中，每10个人中就有7个人存在不同程度的营养不良，而且大多数为中度、重度的营养不良。部分经济状况不佳的地区，肿瘤患者发生营养不良的概率更高。

究其原因，是由于大家认知不够、心理上的焦虑等因素的影响，营养不良在我们临床上遇到的患者中经常出现。值得重视的是，营养不良状态会严重影响肿瘤患者的生活质量和生存时间。

有研究认为，近两成恶性肿瘤患者的直接死因是严重的营养不良，肿瘤患者及其家人需要重视营养不良问题。

1 什么是营养不良

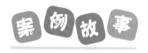
案例故事

"医生，我最近胃口可好了，都长胖啦！"

"稍微控制一下体重啊，可以不要再长胖了。"

"我手术后胃口刚好一些，能吃是福，怎么还不让我吃了呢？你们不担心我营养不良啊？"

"吃得太少和吃得太多都是不对的哦！都有营养不良的风险！"

"真的吗？营养不良的不都是瘦子吗？"

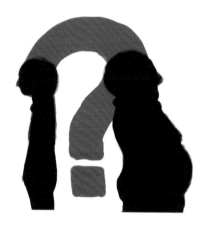

讲解

通常情况下，大家都认为只有瘦得"皮包骨头"才是营养不良，其实，这种观点是不全面的。人体对营养的吸收、储存和利用都有一个自身的平衡状态存在。

广义上的营养不良包括如下两种情况。

（1）营养不足：一般主要因为胃口不佳或者消化吸收功能下降导致营养摄入不足，以及肿瘤消耗增多导致营养摄入相对不足的情况下，出现体重下降、体形消瘦、皮下脂肪消失，是最为常见的营养不良类型。

除此之外，虽然人的体重保持稳定，但是检查发现存在电解质，如钾、钠、氯、钙等不足，或者维生素摄入与吸收不足，也是营养不良的一种。

临床上还有一种特殊的营养不良表现，低蛋白血症的患者会因为同时伴有水肿，表现为体重不下降甚至是体重在短期内较前还有明显增加，这就是体内潴留的水增加了重量，这也是营养不良的一种。

（2）营养过剩：包括肥胖，也是营养不良的一种类型。身体摄入的能量物质远超机体需要的量，机体就会把多余的营养以脂肪的形式储存在我们的皮下组织、内脏器官周围，还有腹腔网膜上，具体表现为体重增加、体形肥胖，部分患者还会出现俗称的"啤酒肚"和"膀大腰圆"。实际上营养过剩并不是"富态"的体现，它会加重身体负担，影响包括维生素和矿物质等部分营养素的吸收，严重的情况下会出现高血脂、脂肪肝、高血糖、冠心病等疾病。

可见，营养不良包括缺乏和过剩两种情况，这两种情况都会对身体产生非常不利的影响。因此，我们对营养不良的定义应该是：长期营养摄入不足、过剩或营养素比例不平衡所导致的身体功能降低的状态。

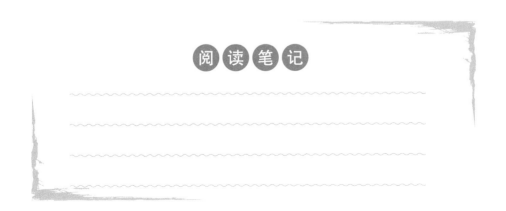

阅 读 笔 记

2 营养不良的原因有哪些

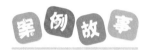

病房里大家在低声地讨论着。

6 床家属宋阿姨说："我家属一上化疗就说没食欲，化疗回家 3 天后，胃口就好了。"

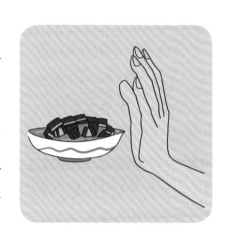

"我家那个最可怜了，肠癌导致的肠梗阻，什么都不能吃，连水都不让喝，还插着管子。"7 床家属王大妈连忙说道。她看看旁边的 8 床患者家属，问道："您家老人也好瘦啊，也是肠癌吗？"

"我爸爸胃口差，什么都不想吃，医生说他严重的营养不良。"8 床患者的女儿小陈姑娘愁眉苦脸地回答。

"你们做些平常他爱吃的东西试试啊，这么瘦看着精神也不大好。"

"都试过了，他就说不想吃，天天闷闷不乐的。"小陈姑娘纳闷地问道："我爸爸是肺癌，也不是食管癌、胃癌、肠癌，怎么也会营养不良呢？"

"人是铁饭是钢，一顿不吃饿得慌。"这句话说明人无论如何都要吃饭的，也表明了吃饭对人的重要性。小孩子时，大家就都知道饿了要吃饭，也逐渐学会自己吃饭。但是，为什么到了我们肿瘤患者这儿，吃饭就成了一个大问题并导致营养不良了呢？其实，这是由以下几方面的原因导致的。

首先，肿瘤细胞的增殖速度比正常人体细胞的增殖速度更快，就像快速生长期的小孩子会比成年人需要更多的营养。同时，肿瘤部位输送营养物质的血管也会增多，输送营养物质会更快，这就导致我们每天吃进去的营养物质大多会被肿瘤细胞抢先消耗掉。

其次，肿瘤性疾病会产生很多的并发症，比如肠梗阻、黄疸等；食管癌会堵塞食管，导致不能进食，也会破溃出血，导致患者长期失血，出现贫血和疲乏等不适，对胃口也有很大的影响。这些都会影响进食，在严重的情况下，患者不仅仅是没有胃口，吃下去的食物还会呕吐出来。大家从国内外的很多电视剧和电影中得到的印象是：肿瘤的治疗，包括化学治疗、放射治疗、靶向治疗等，常常会导致患者剧烈恶心呕吐。不可否认的是，以前肿瘤的治疗的确对患者的进食影响是非常大的，但是随着医疗技术和药物的进步，我们的治疗药物和手段都发生了很大的改变，很多医院已经出现了"无呕"病区，胃口差的情况也在逐步减轻。

最后，患者心理上受到干扰。很多患者得知自己得了肿瘤，就开始出现焦虑、紧张、抑郁等各种情绪变化，甚至茶饭不思、食之无味，这些都会对自身营养状况产生很大的影响。

因此，即使是肺癌，肺部也不是吸收营养的脏器，但是患者体内的肿瘤生长、放化疗等导致的营养消耗和患者进食的减少，也会让患者的营养状况产生变化，出现营养不良的可能。

③ 营养不良有哪些表现形式

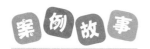

"我们在家吃得花样那个多啊，想吃什么就买什么吃，胃口比我都好，这两个月体重长了 2 千克呢，怎么还说我们营养不良呢？"李大妈皱着眉头说。

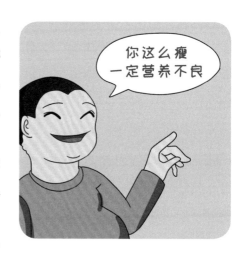

你这么瘦一定营养不良

"我家的胃口差，吃什么都不香，眼看着就瘦了，医生也说营养不良。"

"长胖了长瘦了，怎么都是营养不良啊？"

"是啊，我们问问医生吧。"李大妈和邻床患者的家属说。

营养不良的表现形式是多种多样的。

（1）第一种常见的营养不良表现形式是摄入不足所导致的，包括以下常见类型。

蛋白质摄入不足：有些患者在手术后不敢进食，或者是有些食管癌和胃癌的患者因为消化道梗阻，进食有障碍，以及家属也担心吃多了不消化等问题，会以"汤"作为进食的主要内容，但是由于汤的主要成分是水和脂肪，导致没有足够的蛋白质摄入，部分患者会逐渐消瘦，也有患者会出现水肿的"虚胖"情况。

维生素缺乏："维生素"顾名思义就是维持生命的要素，如果偏食或者挑食，就容易出现维生素缺乏的情况。不同的维生素有不同的功用，短缺的情况下也会产生相应的不同症状和后遗症。不同维生素的功能与作用，大家可以参考下两页表格介绍。

电解质和微量元素缺乏：电解质和微量元素种类很多，虽然人体对它们的需要量不是非常多，但是缺少还是会对机体产生不良后果的。

脂肪缺乏：随着经济和生活水平的提高，大家愈来愈关注苗条的体形，脂肪也有逐渐被妖魔化的趋势。事实上，脂肪也是我们人体不可缺的营养组分。脂肪一方面是人体的组成成分，我们的细胞膜就离不开脂肪成分；同时，脂肪在婴幼儿的脑和智力的发育方面也有着不可替代的作用；此外，脂肪还有一个"特异功能"——吸收和转运脂溶性维生素，没有脂肪，人类就无法吸收利用脂溶性维生素。另一方面，脂肪也是重要的储能物质，如果身体严重缺乏脂肪的储备，就很难熬过严寒的冬日！

水不足：水在自然界中几乎处处可见，就因为它的常见，使得大家对它的重要性总是容易忽视。"每天八杯水"虽然是不太精确的说法，但是它非常明确地提示我们，水是机体不可或缺的重要组分。摄入水不足或者水排泄太多，都会给身体带来非常严重的危害，首先就是血容量的减少，没有足够的血液，也就无法把其他所有的营养物质及时输送到需要的脏器中去，相当于"交通系统"瘫痪了，"物流"完全或者部分停滞了，可想而知会给整个机体产生多大的影响，严重时甚至导致低血压和死亡。

（2）第二种常见的形式是营养过剩，包括以下类型。

脂肪过剩：脂肪尽管是人体的重要组成，但是过量也会给机体带来很大的负面影响，包括体态臃肿，活动不便；增加心脏和骨关节的负担，严重时会导致冠心病和骨折；脑血管压力增大，有中风的风险。

维生素摄入过多：脂溶性维生素由于它的特殊性，不能非常方便和快捷排出，过量摄取有在体内蓄积的风险。如果过量，有可能出现关节疼痛、皮肤干燥、食欲减退、脱发、头痛、嗜睡、视力模糊等症状。

水潴留：排尿困难的患者和水代谢有障碍的患者会出现水潴留的现象。多表现为下肢的水肿，有些患者有晨起颜面部水肿、腹水和胸水，部分患者会产生心包积液，严重者甚至影响呼吸和心跳，导致猝死。

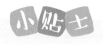

常见维生素种类、富含食物及缺乏时病症

名 称		富 含 食 物	缺乏时的病症
脂溶性维生素	维生素A（视黄醇）	黄色水果如柑橘及黄绿色蔬菜；动物脂肪如蛋黄及肝脏；鱼肝油；奶油和乳制品	夜盲症、结膜干燥、毛囊角化、体格发育迟缓
	维生素D	脂肪含量高的海鱼、动物肝脏；蛋黄；奶油	小儿佝偻病、成年人软骨病
	维生素E	植物油如橄榄油、葵花籽油、玉米油、大豆油；坚果；蛋类	生殖功能障碍、溶血性贫血、神经肌肉病变
	维生素K	海藻、紫花苜蓿、菠菜、甘蓝菜、莴苣、花椰菜、豌豆、香菜、大豆油、螺旋藻等；动物肝脏；蛋黄；乳制品	异常出血

（续表）

名　称		富　含　食　物	缺乏时的病症
水溶性维生素	维生素B₁	谷物种皮，如胚芽、麦麸、谷糠，豆类，坚果类；芹菜、大白菜等	脚气病、周围神经炎、消化不良
	维生素B₂	乳制品；动物肝脏；蛋黄；鱼类；菠菜、胡萝卜、香菇、紫菜、茄子	口角炎、唇炎、舌炎、眼结膜炎和阴囊炎
	维生素B₆	酵母菌；肝脏；全谷物；肉、鱼、蛋；豆类及花生	贫血、呕吐、肌肉功能失调、神经功能障碍
	维生素B₁₂	动物肝脏和肾脏、牛肉、猪肉、鸡肉；鱼类；蛋类；牛奶和乳制品	恶性贫血、食欲不振、体重减轻、记忆力减退、痴呆、口腔黏膜炎
	维生素C	新鲜的蔬菜和水果	牙龈出血、皮肤下大片出血、疲惫、腹泻
	泛酸	糙米；肝；蛋；肉	心跳过速、倦怠、恶心、对称性皮炎、失眠
	叶酸	水果和蔬菜；豆类和坚果；动物肝脏和肾脏；谷物	贫血、食欲减退、乏力、手足麻木、感觉障碍
	烟酸	动物肝脏和瘦肉；乳制品；蛋类；豆制品；花生；酵母；绿叶蔬菜和红枣	癞皮病、腹泻
	胆碱	蛋类；动物的脑和肝脏；啤酒酵母、麦芽；大豆、花生	脂肪肝；不育症；生长迟缓、骨质异常
	生物素	动物肝脏和肾脏；酵母；乳制品	脱发、体重减轻、皮炎

4 营养缺乏有哪些类型

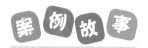

门诊时间，王大妈问道："医生，我家老王营养不好，补点蛋白粉行吗？"

医生回答："老王啊，不是缺蛋白质，光补蛋白粉效果不好的，要先验血，让我看看缺什么营养物质，再确定补什么。"

老王说："这么讲究啊！营养不就是蛋白质什么的吗？"

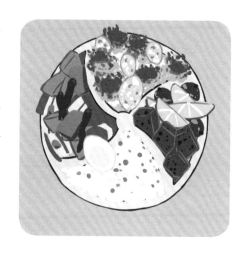

"营养可不仅仅是蛋白质哦！我们人体需要的营养素有很多的，如果不缺蛋白质的补多了蛋白质还会导致其他营养失衡问题的。"医生说。

"这样啊，那您给我们验一下吧，看看老王缺什么营养。"

营养物质缺乏和过量的表现比较复杂，实际生活中通过自己和家人的观察，很难做出精确的判断，需要在医生专业的指导后大家才能分清楚具体营养物质紊乱的类型。不但如此，由于人体的复杂性，大部分人在发生营养不良时，往往是几种不同形式的营养不良同时存在，需要综合调整。

大家通常理解的营养缺乏，大多是指蛋白质的缺乏，但是对肿瘤患者而言仅仅关注蛋白质水平是不够的。从大的方面来说，营养缺乏可以归纳为三种不同的类型。

第一种就是我们平常比较熟悉的蛋白质缺乏型，患者在血液检查中发现血清白蛋白和转铁蛋白、前白蛋白等水平下降，严重时出现腹水和水肿等，同时免疫力下降，容易出现感染，需要针对性地补充高蛋白质食物，或者静脉补充白蛋白等。

第二种类型就是能量缺乏型，由于进食量减少，或者是肿瘤消耗特别多，每天摄入的能量远远低于身体的消耗量，体形明显出现消瘦，皮下脂肪减少出现皮肤松弛，少年儿童会出现身高偏低。这种情况下，首要的是补充能量比如碳水化合物、脂肪等能够快速产能的营养物质。

第三种就是以上两种类型的混合型，患者既有蛋白质缺乏，又有能量缺乏，表现也是以上两种表现的综合。

我们需要根据患者的检查结果和身体表现进行综合评估，以确定营养缺乏的类型，再对症补充相应的营养物质。

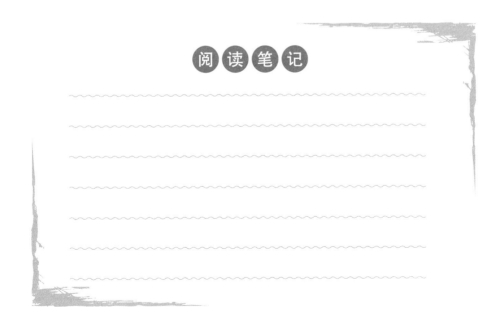

阅读笔记

5 "恶病质"是怎么一回事

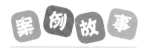

诊室的门被推开了，我们的"绿叶志愿者"小陈推着轮椅进来了。轮椅上坐着骨瘦如柴的老宋，旁边紧跟着进来的是老宋的爱人，她焦急地问："医生，快救救我家老宋吧，他已经三天什么都吃不下了！"

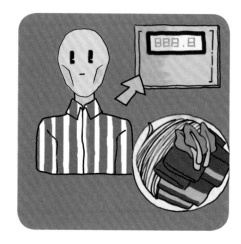

"体重和以前比，下降了多少啊？"

"没有称过。前一段时间就是胃口不太好，吃还是能吃的，这几天几乎就只喝水，其他什么东西都吃不下啦！"

"老宋可能恶病质了，要赶紧补营养，做检查！"

"恶病质？什么是恶病质啊？会要命吗？"

随着肿瘤的病情进展，患者会出现严重的食欲下降，体重明显减轻，营养状况急剧恶化，直到最终结果——死亡，这个表现就叫"恶病质"。它是营养不良的一种特殊表现形式，也是最让人头疼的营养不良状态。恶病质有不同的定义，但是总体来说，它的主要表现为：6个月

内体重下降 > 5%；BMI < 18.5，同时体重下降 > 2%；或者四肢骨骼肌指数符合肌肉减少症的诊断标准（参见本书第83页），同时体重下降 > 2%；常常伴有进食减少或者有炎症；肿瘤持续进展，对治疗反应差，等等。如果担心有恶病质或者出现以上症状的话，一定要及时就医。

对恶病质的评估主要包括三个方面：第一是体重的丢失程度，就是评估患者短期内体重下降的幅度；第二是摄入量，包括评估液体、蛋白质、维生素等营养摄入情况，以方便进行针对性地补充和调整；第三是炎症和肿瘤的状态。

特别要指出的是，不建议出现恶病质的患者再尝试包括化疗、放疗、靶向治疗和免疫治疗在内的任何抗肿瘤治疗措施，因为强烈的抗肿瘤治疗有可能会加剧身体的消耗，加快疾病恶化的进程，这些对患者来说是"弊大于利"的。

国内外有很多文献认为，如果出现严重的恶病质，患者的生存期通常不超过3个月，所以对恶病质的治疗要遵循早发现、早干预的治疗原则。尽早干预不能保证病情的逆转，但是可以最大限度地改善患者短期内的生活质量，尽可能地延长患者的生命。

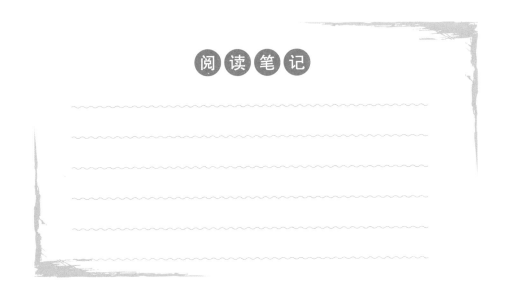

6　如何自行营养筛查

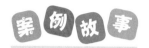

门诊患者老王，食管癌早期确诊，医生建议进行手术治疗并辅助化疗，同时将其转介到营养门诊进行营养评估。

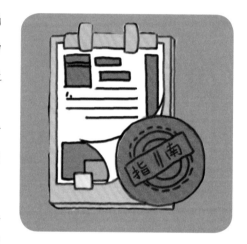

"最近一次称体重是什么时候？近期体重有变化吗？"营养门诊的医生问。

老王连忙摇头说"我平时不太关心体重的，生病了以后就更没心情管它了。"

"那近期进食情况怎样呀？都吃了哪些？"营养门诊的医生又问。

老王说："吃东西是比以前少了，这个毛病嘛，也正常，现在就一心想着治疗的事情，也没太关心吃的，还是肿瘤科医生让我来看营养门诊的。"

像老王这样的患者，其实在门诊或病房碰到的还是很多的。他们从确诊到治疗乃至后面的康复阶段，都没主动有意识地去关心自己营养状况，尤其是体重或饮食情况。有些患者在疾病还没有治疗之前就出现严重的营养不良。

营养风险筛查是发现患者是否存在营养问题和是否需要进一步全面营养评估的过程。体重下降和食欲减退是评估患者营养不良风险的有效指标，也是患者在家进行自我营养筛查与监测简单又实用的指标。

（1）如果近一周进食量减少1/3以上；

（2）3个月内非自主性体重丢失＞5%；或体重指数BMI＜18.5［BMI=体重（千克）/身高（米）^{2}］；

（3）相关症状监测：厌食、恶心、呕吐、吞咽困难、乏力、腹泻、疼痛等多是可控的，出现后及时与医生或营养师沟通，大部分会在治疗结束后一段时间内消失。

监测出现以上情况，提示患者存在营养不良风险，应尽早找医生或专业的营养师进行营养评估，根据评估结果进行营养诊断，从而制订个性化的饮食或营养治疗方案。

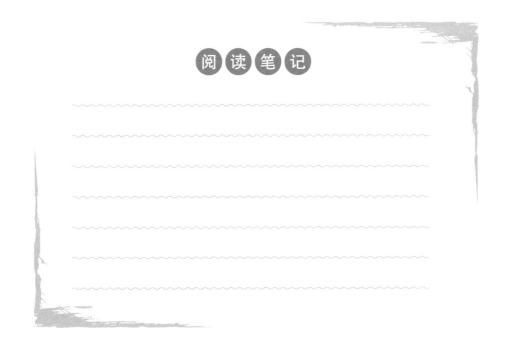

阅读笔记

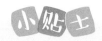

体重监测：治疗期每隔1周或2周监测1次，康复期每3个月监测1次，需要选择在每天固定时间，记录体重（清晨空腹，去好卫生间以后，脱鞋）。

膳食摄入量监测：可以通过简单的饮食日记（分类）结合手机拍照等记录，了解自己吃了什么，量够不够，结构是否合理，日常可以固定餐具（碗、餐盘等）便于比较，以便随访时可以提供给主管医生或营养师参考。

还可以通过简单的营养筛查工具（如MST量表），自我检查是否存在营养不良风险，快来自测或转发给身边的朋友检测一下吧！

（1）过去三个月体重下降的情况？（　　　）分

体重没有下降：0分

似乎有减少，具体不清楚：2分

体重下降1～5千克：1分

体重下降6～10千克：2分

体重下降11～15千克：3分

体重下降>15千克：4分

（2）有没有因为食欲不振而减少食量？（　　　）分

食量没有减少：0分

食量有所减少：1分

（3）将（1）（2）得分相加，为总分，筛查总分（　　　）分

总分：

0～1分：营养状况正常，每周重复筛查；

≥2分：存在营养不良风险，需进行营养评估，以确定是否需要营养支持。

专业、有用的营养评估量表：PG-SGA

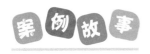

营养科高主任到病房会诊一位早期乳腺癌患者，陈女士，52岁，目前已经进行了单侧乳房切除手术，正在接受术后的辅助化疗方案治疗。陈女士一直情绪低落，也很焦虑。一见到高主任，接连问出了一连串的问题：

"医生，我最近感觉吃东西比以前少了，吃东西也没有什么胃口，我会不会营养不良啊？"

"医生，给我开一点营养液补充营养吧。"

"医生，我这样没胃口会不会影响我的治疗效果啊？"

……

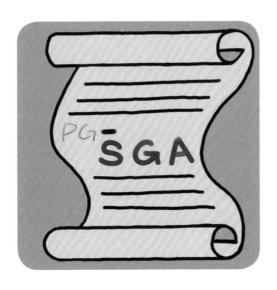

其实，患者是否存在营养不良，需要医生通过专业的评估方法和手段进行评估监测。

肿瘤患者入院后会常规进行营养评估，并结合临床综合测定的相关结果进行综合评定，以了解患者的营养状况，通过营养评估发现有无营养不良并判断其严重程度，从而进行营养诊断和治疗。整体营养状况主观评估量表（PG-SGA，参见本书第19～26页）是专门为肿瘤患者设计的营养评估量表，需要患者配合来完成评估。

评估内容分为两大部分。

第一部分患者自评内容（A评分）：有4个部分内容，包括体重、膳食摄入、症状、活动和功能，由患者自己评估；其中Box 1和Box 3的积分为每项得分的累加，Box 2和Box 4的积分取患者自查所得的最高分。自评总分A评分为Box 1～Box 4的合计评分。

第二部分医务人员评价内容：包括疾病与营养需求的关系（B评分）、代谢方面的需要（C评分）、体格检查（D评分），由医务人员评估；医务人员评价中的B评分为单项和多项选择，最后累计积分；C评分为累计积分；D评分为体格检查的肌肉、脂肪及液体三方面，其中肌肉权重最大，所以体格检查项目评分，以肌肉丢失得分为体格检查项目的最终得分。

最后由医务人员将患者自我评价（A评分）及医务人员评价（B、C、D评分）相加，即得该患者PG-SGA最终得分，进行综合评价（定性、定量评价）后确立营养诊断。

小 贴 士

肿瘤患者 PG-SGA 营养评估病史问卷表

1. 体重（见工作表1）

我现在的体重是 _____ 千克

我的身高是 _____ 米

1个月前我的体重是 _____ 千克

6个月前我的体重是 _____ 千克

最近2周内我的体重：

☐ 下降（1）

☐ 无改变（0）

☐ 增加（0）

Box 1评分：_____

2. 膳食摄入（饭量）

与我的正常饮食相比，上个月的饭量：

☐ 无改变（0）

☐ 多于平常（0）

☐ 少于平常（1）

我目前进食：

☐ 普食但少于正常饭量（1）

☐ 固体食物很少（2）

☐ 流食（3）

☐ 仅为营养添加剂（4）

☐ 几乎吃不下什么（5）

☐ 仅依赖管饲或静脉营养（6）

Box 2评分：_____

3. 症状

最近2周，存在以下问题影响我的饭量：

☐ 没有饮食问题（0）

☐ 无食欲，不想吃饭（3）

☐ 恶心（1）　　☐ 呕吐（3）

☐ 便秘（1）　　☐ 腹泻（3）

☐ 口腔溃疡（2）☐ 口干（1）

☐ 味觉异常或无（1）

☐ 食物气味不好（1）

☐ 吞咽障碍（2）☐ 早饱（1）

☐ 疼痛；部位？（3）_____

☐ 其他**（1）

**例如：情绪低落，金钱或牙齿问题

Box 3评分：_____

4. 活动和身体功能

上个月我的总体活动情况是：

☐ 正常，无限制（0）

☐ 与平常相比稍差，但尚能正常活动（1）

☐ 多数事情不能胜任，但卧床或坐着的时间不超过12小时（2）

☐ 活动很少，一天多数时间卧床或坐着（3）

☐ 几乎完全卧床，无法起床（3）

Box 4评分：_____

Box 1～4的合计评分（A）：_____

（续表）

5. **疾病与营养需求的关系（见工作表2）**

　　所有相关诊断（详细说明）：

　　原发疾病分期：Ⅰ　Ⅱ　Ⅲ　Ⅳ　其他

　　年龄_____岁　　　　　　　　　　　评分（B）：_____

6. **代谢需要量（见工作表3）**

　　无应激　低度应激　中度应激　高度应激　评分（C）：_____

7. **体格检查（见工作表4）**

　　脂肪丢失（见工作表5）　肌肉丢失（见工作表6）　水肿程度（见工作表7）

　　　　　　　　　　　　　　　　　　　　　　评分（D）：_____

工作表 1　患者主观整体评估：体重评分

1个月内体重下降	评　　分	6个月内体重下降
≥10%	4	≥20%
5%～9.9%	3	10%～19.9%
3%～4.9%	2	6%～9.9%
2%～2.9%	1	2%～5.9%
0～1.9%	0	0～1.9%
2周内体重下降	1	
总　　分		

工作表 2　医务人员评估表：疾病与营养需求的关系

疾　病	评　分
癌　症	1
艾滋病	1
肺源性或心源性恶病质	1
存在开放性伤口或肠瘘或压疮	1
存在创伤	1
年龄超过 65 岁	1
总　分	

工作表 3　医务人员评估表：应激评分

应激类型	无（0分）	低度（1分）	中度（2分）	高度（3分）
发　热	无	37.2 ～ 38.3℃	38.3 ～ 38.8℃	> 38.8℃
发热持续时间	无	< 72 h	72 h	> 72 h
是否用激素（泼尼松）	无	低剂量：< 10 mg泼尼松或相当剂量的其他激素/d	中剂量：10 ～ 30 mg泼尼松或相当剂量的其他激素/d	大剂量：> 30 mg泼尼松或相当剂量的其他激素/d
总　分				

工作表 4　医务人员评估表：体格检查

项目	具 体 项 目	正常（0分）	轻度（1分）	中度（2分）	严重（3分）
脂肪储备	眼眶脂肪垫				
	三头肌皮褶厚度				
	肋下脂肪厚度				
总体脂肪缺乏程度					
肌肉状况	颞部（颞肌）				
	锁骨部位（胸肌三角）				
	肩部（三角肌）				
	骨间肌				
	肩胛部（背阔肌、斜方肌和三角肌）				
	大腿（四头肌）				
	小腿（腓肠肌）				
总体肌肉消耗评分					

（续表）

项目	具 体 项 目	正常 （0分）	轻度 （1分）	中度 （2分）	严重 （3分）
液体 状况	踝水肿				
	骶部水肿				
	腹水				
总体 水肿 程度 评分					
本项 总分					

工作表5　医务人员评估表：脂肪丢失情况评价

脂　肪	检查内容	0分	1分	2分	3分
眼眶脂肪	检查眼眶有无凹陷、眉弓是否突出	眼眶无凹陷，眉弓不突出	眼眶轻度凹陷，眉弓轻度突出	介于两者之间	眼窝凹陷明显，皮肤松弛，眉弓突出
三头肌皮褶厚度	臂弯曲，不要捏起肌肉	大量脂肪组织	感觉与正常人相差无几，略少	介于两者之间	两指间空隙很少，甚至紧贴
肋下脂肪厚度	先捏自己肋缘下脂肪，再与患者比较，观察背部、肋下轮廓	两指间很厚，看不到肋骨	感觉与正常人相差无几，可以看到肋骨轮廓	介于两者之间	两指间空隙很少甚至紧贴，肋下明显突出
脂肪丢失得分					

工作表 6　医务人员评估表：肌肉丢失情况评价

肌　肉	检查内容	0分	1分	2分	3分
颞部（颞肌）	直接观察，让患者头转向一边	看不到明显的凹陷	轻度凹陷	凹陷	显著凹陷
锁骨部位（胸肌三角）	看锁骨是否凸出	男性看不到锁骨，女性看到但不凸出	部分凸出	凸出	明显凸出
肩部（三角肌）	手下垂时看肩部是否凸出	圆形	肩峰轻度凸出	介于两者之间	肩锁关节方形，骨骼凸出
骨间肌	观察手背；拇指和食指对捏，观察虎口处是否凹陷	拇指和食指对捏时肌肉凸出，女性可平坦	平坦	平坦和凹陷	明显凹陷
肩胛骨（背阔肌、斜方肌、三角肌）	患者双手前推，看肩胛骨是否凸出	肩胛骨不凸出，肩胛骨内侧不凹陷	肩胛骨轻度凸出，肋、肩胛、肩、脊柱间轻度凹陷	肩胛骨凸出，肋、肩胛、肩、脊柱间凹陷	肩胛骨明显凸出，肋、肩胛、肩、脊柱间显著凹陷
大腿（股四头肌）	不如上肢敏感	圆形，张力明显	轻度消瘦，肌力较弱	介于两者之间	大腿明显消瘦，几乎无肌张力
小腿（腓肠肌）		肌肉发达	瘦，有肌肉轮廓	瘦，肌肉轮廓模糊	瘦，无肌肉轮廓，肌肉松垮无力
肌肉消耗得分					

工作表 7　医务人员评估表：水肿情况评价

水　肿	操作要点	0分	1分	2分	3分
踝水肿	患者仰卧，按压5秒	无凹陷	轻微凹陷	介于两者之间	凹陷非常明显，不能回弹
骶部水肿	患者侧卧，按压5秒	无凹陷	轻微凹陷	介于两者之间	凹陷非常明显，不能回弹
腹水	检查有无移动性浊音、振水音、腹围是否增大	无移动性浊音、无振水音，腹围无增大	左右侧卧时有移动性浊音	患者平卧时有振水音	患者感到腹胀明显，腹围增大
水肿情况得分					

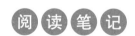

阅 读 笔 记

工作表 8　医务人员评估表：PG-SGA 定性评价

分　类	A（营养良好）	B（可疑或中度营养不良）	C（重度营养不良）
体　重	无丢失或无水肿或近期明显改善	1月内丢失不超过5%或6个月丢失不超过10%或体重持续下降	1个月内体重丢失超过5%（或6个月丢失超过10%）或体重持续下降
营养摄入	无缺乏或近来显著改善	摄入明显减少	摄入重度降低
营养相关症状	没有或近期显著改善	存在相关症状（工作表3）	存在明显症状（工作表3）
功　能	无缺陷或近期明显改善	中度功能缺陷或近期加重	重度缺陷或呈显著进行性加重
体格检查	无缺陷或慢性缺陷但近期有临床改善	轻到中度的体脂/肌肉丢失	显著的营养不良指征，包括水肿
总评价			

工作表 9　医务人员评估表：PG-SGA 定性评价与定量评价关系

等　级	定性评价	定量评价
PG-SGA A	营养良好	0～1分
PG-SGA B	可疑或中度营养不良	2～3分或4～8分
PG-SGA C	重度营养不良	≥9分

PG-SGA 量表如何使用
（营养评估案例分析参考）

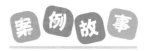

　　张女士，36岁，极度消瘦，因反复呕吐入院。患者意识清楚，但是不愿意讲话。体重下降明显，在过去的4天内未进食。一年前患者体重为56千克，家属不清楚患者现在的体重，回忆说最近几个月患者吃得很少，感觉衣服都显大了。患者胃肠消化功能没有太大变化，常常感到饥饿，但是进食后感觉腹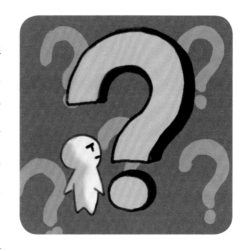胀，呕吐明显，以至于不能正常进食，只能进食少量流质，患者自觉口干舌燥。患者活动明显不如平常，卧床4天。体格检查发现患者非常瘦，几乎触不到体脂和肌肉。因病情限制没有称体重，但看起来不到40千克，胃镜提示胃癌并幽门梗阻。

　　用PG-SGA量表（参见本书19—26页）评估这位患者的营养状态，结果如下。

　　（1）患者自我评价（A评分）

1）体重

过去1个月体重的变化：降16千克，降低的百分比（28.6%）（4分）；

过去2周体重的变化：下降（1分）；

本项得分5分（累计记分）。

2）进食情况

进食情况与平时相比：少于平常（1分）；

目前进食：比正常情况少（1分），只能进食流食（3分），几乎吃不下什么（5分）；

本项得分5分（取最高分）。

3）症状

有以下问题，影响进食：呕吐（3分），口干（1分），一会儿就饱了（1分）。

本项得分5分（累积记分）。

4）活动和身体功能

完全卧床，无法起床（3分）。

本项得分3分（单项记分）。

（2）医务人员评分

1）疾病

患者为胃癌（1分）；

本项得分1分。

2）应激状态

患者发热：无（0分），应激状态：无（0分）；

本项得分0分。

3）体格检查（D评分，对每一项检查，0代表正常，1+代表轻度，2+代表中度，3+代表重度）

皮下脂肪的丢失（肱三头肌，胸壁）（3分）；

肌肉消耗（股四头肌，三角肌）（3分）；

踝部水肿（0分），骶部水肿（0分），腹水（0分）；

本项得分3分（肌肉丢失情况权重最大，所以以肌肉丢失得分为体格检查的最终评分）。

（3）综合得分

PG-SGA得分=A+B+C+D=A（5+5+5+3）+B（1）+C（0）+D（3）=22；

评估结果：重度营养不良。

营养评估结果如何解读

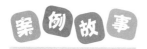

在病房里，患者张女士被诊断为胃癌并幽门梗阻，营养评估的结果是：患者PG-SGA营养评估总分22分，提示张女士有重度营养不良。下一步就是营养会诊，进一步了解患者的体重、膳食摄入情况，提出合适的营养治疗方案。

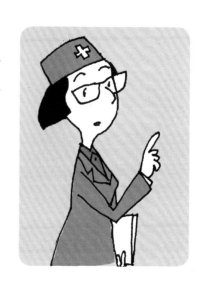

此时，患者家属疑惑地说："医生，昨天护士小姐姐也是指导我们做了一个类似的调查表，还让我们打了分数呢，这个有什么用啊？"

医生回答说："通过对调查表中这些问题的回答，确实可以好好回顾一下您爱人最近的饮食情况和营养状态，这样就可以找出存在的问题，并协助我们帮助患者控制一些疾病症状呢！"

通过PG-SGA定量定性评价（参见本书19—26页），根据患者PG-SGA得分情况将患者分为如下四类，详见下页表格。

在实际工作中，以PG-SGA≥4分作为诊断营养不良的切点值。肿瘤患者入院后常规进行营养评估，营养良好者无需营养支持，直接进行

肿瘤患者营养评估结果解读

分　值	营养状态	指　导　意　见
0～1分	营养良好	不需要干预措施，治疗期间保持常规随访及动态评价
2～3分	可疑营养不良	由营养师、护师或医生进行患者或患者家庭教育，并可根据患者存在的症状和实验室检查的结果进行适当的药物和心理干预
4～8分	中度营养不良	根据症状的严重程度，由营养师、医生和护师联合进行营养干预，可以使用一种或者多种药物
≥9分	重度营养不良	亟需进行症状改善和/或同时进行营养干预

抗肿瘤治疗（包括手术、放疗、化疗等）；轻中度营养不良，在实施抗肿瘤治疗的同时，进行营养教育或营养治疗；重度营养不良者，先进行营养治疗1～2周，然后进行抗肿瘤治疗，同时继续实施营养治疗。无论有无营养不良，所有患者在完成一个疗程的抗肿瘤治疗后，应该重新进行营养评估。

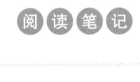

阅 读 笔 记

10 评估营养治疗的疗效，看哪些指标

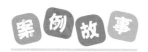

小菲的妈妈吴阿姨在肠癌手术之后经过一段时间的恢复，已经可以出院了。医生正在给小菲和吴阿姨做出院教育，并叮嘱小菲一定要带吴阿姨定期来随访："吴阿姨在住院期间有一些营养不良，除了正常的术后随访，您也一定要定期带她到营养门诊随访。"

"医生，这没问题，我们都听你的。那我们大概都要多久随访一次营养门诊，要查些什么东西？我想了解一下，自己心里也好有个数。"小菲很认真地问道。

家属能自己上心，对于医生来说是非常乐意看到的现象，医生详细地跟小菲和她妈妈作了宣教："注意胃口以及体重变化，定期到医院验血。你们作为家属和患者能做的就是这些，剩下的就是定期来门诊请医生全面评价营养治疗的疗效。"

营养干预的疗效评价是整体评价，并不是单纯测量体重和检测白蛋白含量，一般分为人体测量指标和实验室检测指标两大类。人体测量指标是指从身体形态和人体测量资料中反映营养状况，是评价群体或个体营养状况的有用指标；临床上看到患者肌肉增加、皮下脂肪增加、体重增加都代表着营养状况的改善。实验室生化检查具有客观、灵

敏的优点，常常先于临床尚未出现症状前已有变化，对于营养缺乏的早期发现、人体营养水平的鉴定具有重要的价值；其检验样品主要有血、尿等。

营养干预的疗效评价指标包括以下三个方面。① 每周检测1～2次以实验室参数（如血常规、白蛋白、前白蛋白、血乳酸、肌酐、尿素氮、铁、锌等）为主的快速变化指标。② 每4～12周评估一次包含人体测量参数（如体重、三头肌皮褶厚度、腰围、臀围、上臂围等）、生活质量评估、体能评估为主的中速变化指标。③ 主要表现为生存时间的慢速变化指标，一般每年评估一次。

上述营养评价指标包括了肿瘤病灶、体能、生活质量、人体测量、实验室检测等各个方面的指标。其中很大一部分是需要专门的量表以及检测获知的，患者和家属需要关注的就是营养治疗后患者的精神状态、体能状态、情绪、体重（脂肪含量）、症状方面的变化。简单举例如下。

（1）体重：男性标准体重（千克）=身高（厘米）-105；女性标准体重（千克）=身高（厘米）-105-2.5；一般认为测量体重在标准体重的90%～110%为正常，80%～90%为瘦弱，80%以下为严重瘦弱。

（2）体质指数（BMI）：BMI=体重（千克）除以身高（米）的平方，18.5～24为正常，17～18.5为轻度消瘦，16～17为重度消瘦，＜16为重度消瘦。

（3）腰围：肋下缘最低处和髂前上棘最高点连线的中点水平绕一周的长度（可以认为是绕脐周一圈的长度）。

（4）臀围：臀大肌最凸处向前经前面耻骨联合处水平绕一周的长度（可以认为是臀部最大的周长）。

（5）上臂围：上臂自肩峰至鹰嘴连线中点的臂围长（可以认为是上臂中段的周长）。

二、营养干预

从实际情况来看，大多数肿瘤患者都存在营养不良，需要营养干预。我们知道，营养干预手段一般有两大类：第一类是营养宣传教育，告诉肿瘤患者需要哪些营养、如何通过日常饮食补充营养等；第二类是人工营养干预，主要指对住院或手术患者进行肠内营养干预和肠外营养干预。

肠内营养干预是指经胃肠道提供代谢需要的营养物质及其他各种营养素的营养支持方式。其取决于患者患病时间长短、精神状态与胃肠道功能。肠内营养的途径有口服和经导管输入两种，其中经导管输入包括鼻胃管、鼻十二指肠管、鼻空肠管和胃空肠造瘘管。

肠外营养干预是指静脉内供给营养作为手术前后及危重患者的营养支持措施，肠外营养分为全肠外营养和部分肠外营养，目的是使患者在无法正常进食的状况下仍可以维持营养状况。

国内外的众多研究表明，营养干预的益处不仅仅体现在临床上，也体现在经济上。不少肿瘤患者在得到有效营养干预后生存时间延长，而且还节省了大量费用。

基本营养需求有哪些

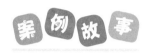

"医生，我家老陈自从得了癌症，怎么总是吃不胖呢？"

"你给他吃的什么？怎么吃的啊？"

"那肯定是鸡鸭鱼肉，只要他要吃都吃啊！怎么吃的？当然是炖汤啊，你可不知道，我炖汤可是有一手的，炖出的汤很鲜美的，我家老陈每顿饭都吃得很香。"陈大妈很是自豪。

"以后炖汤时，还是让老陈多吃肉，少喝汤吧。"

"什么？汤营养那么好，不给喝汤，只让吃肉？"陈大妈颇为不满。

"肿瘤患者需要各种各样的营养物质，很多营养是汤里没有的。"

"真的吗？"陈大妈还是将信将疑。

要好好地回答这个问题，就必须要先说说肿瘤患者需要哪些营养物质了。肿瘤患者从根本上来说是一类特殊的人群，那么我们正常人日常所需的营养物质肯定也是肿瘤患者每日所需营养的基础。

首先来看一下中国营养学会制订的"中国居民平衡膳食宝塔"（见下页图）。

第一层，占比重最多的就是我们经常听到的碳水化合物，也就是大家俗称的谷薯类，包括全谷物、薯类和各种杂粮豆类。南方朋友们的饮食会以大米为主，北方的饮食以面食为主，当然这也不是绝对的，所以大家

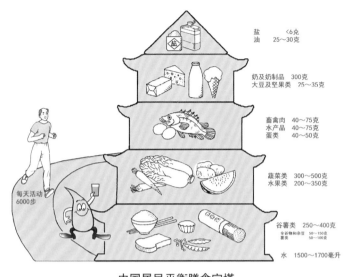

盐　　　　　<6克
油　　　　　25～30克

奶及奶制品　300克
大豆及坚果类　25～35克

畜禽肉　40～75克
水产品　40～75克
蛋类　　40～50克

蔬菜类　300～500克
水果类　200～350克

每天活动
6000步

谷薯类　　　250～400克
全谷物和杂豆　50～150克
薯类　　　　　50～100克

水　1500～1700毫升

中国居民平衡膳食宝塔

引自：中国营养学会.中国居民膳食指南（2016）［M］.北京：人民卫生出版社，2016

不用生搬硬套，可以根据自己当地的饮食习惯进行合理的安排。

第二层是新鲜的蔬菜和水果，每天的需要量见上图，其中又以蔬菜占的比例要大一些。

第三层是动物性食物，包括我们平常会吃到的猪肉、鱼肉、牛羊肉、禽肉类和蛋类等，主要是为人体补充蛋白质、脂肪、维生素和矿物质等。

第四层是奶制品类和大豆制品类，中国人早餐经常包括的豆浆和逐渐步入我们大家生活的牛奶、酸奶都是这一层的。可能有患者喝了牛奶会出现胀气和腹泻的情况，大多为乳糖不耐受所导致，那就可以改为酸奶或者豆浆，平时多吃一些豆腐等豆制品也能达到同样的效果。

最后也是膳食宝塔最上面的一层，就是油盐类，在我们中国人的饮食习惯中，这部分所占比重一直都不小，因为我们的饮食有很多煎炸炒的食物，不知不觉就会过多地摄入油脂，近年来，由于西方某些饮食习惯的传入，烤和油炸食物的量就更大了，所以在现在的临床患者中基本上很少遇到油脂摄入过少的患者。

其次，在这个基础上，根据每个患者的不同具体情况，我们需要再进行细致入微的调整。大部分的简单调整是可以由患者和患者家属自行进行的，严重的或者比较隐匿的营养风险因素与营养缺乏情况，就需要通过患者的血液检查和器械检查来发现与评估了，也就是说需要到医院进行就诊，请医师与营养师给予充分的评估与考量后进行治疗。

阅读笔记

听说过营养不良的五阶梯干预模式吗

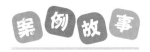

　　刚刚拔除胃管的王大爷乐滋滋地让家里人赶紧给他上街买些卤牛肉、花生米来，说道："不让吃饭的这十几天，可把我馋坏了。现在能吃了，我要好好补一补！"还叮嘱我们床位医生："快把我的补液都停了吧，挂水挂得我都烦了，肚子里还空落落的。我能吃了，就别挂了吧。"

　　"大爷，咱们再挂几天吧，过渡一下。而且您吃东西也不能操之过急，先喝几天稀粥看看，没问题了，我们再慢慢加量。"床位医生小李劝道。

　　"没事儿，你大爷我自己有数，肠子通了，可以开吃了！"

　　"肠胃还要再休整一段时间，才可以的，这样吃说不定真会吃出问题的。"王大妈立即劝说大爷，"万一真像李医生说的那样出问题，你又要插管子了！"

　　这么一说把王大爷吓住了，连连询问："真会再这样吗？"

　　肿瘤患者补充营养是一个循序渐进的过程，如果操之过急真的有可能出问题。这就要提到相关专家提倡的营养干预五阶梯模式。

　　肿瘤患者气管插管的时候，是不能吃东西的，我们称之为"禁食"状态，这个阶段位于图中五阶梯模式的最上面一层"全肠外营养"，需要完全通过静脉输液来补充身体需要的所有营养。

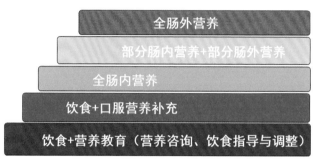

营养不良患者营养干预五阶梯模式

引自：石汉平，许红霞，李苏宜，等.营养不良的五阶梯治疗［J］.
肿瘤代谢与营养电子杂志.2015，2（1）：29-34

往下来的一层就是王大爷接下来会处于的阶段（部分肠内营养+部分肠外营养），可以口服一些营养物质，比如全营养素等，但是另一部分营养仍然需要通过静脉输液继续补充，两者相互补充才能够满足此类肿瘤患者的每日营养需求。

等到王大爷的情况再好一些，我们就可以再往下走一层，到达第三层（全肠内营养）。在这一层，营养成分都从口进入，当然这是比较理想的状态，也有一些患者不能从口进食，会有小肠营养管或者胃造瘘等不同的方式，将营养物质输送入肿瘤患者的胃肠道等消化器官内。

对于绝大部分能够自己进食的患者，但是吃得量或者质不足的，就需要再下一层的营养补充方式了（饮食+口服营养补充）。患者在平常的饭菜之外，还可以补充营养剂。这里的营养剂并非大家常常会提到的补品或者保健品，而是指患者的膳食补充剂，又称口服营养补充剂，包括大多数的液体或者粉末状态的全营养素补充剂。

毋庸置疑，五阶梯模式的最下一层（饮食+营养教育）也是我们营养状态最好的患者，除了正常进食外，也需要进行全面科学的营养知识科普宣教。这就是我们这本书所希望做到的，患者和家属能够通过本书的阅读，了解科学翔实的营养知识，不盲从社会上的小道消息。

补充营养时，食物的量怎么把握

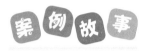

陈大妈知道了营养的重要性后，又产生新的疑问。

陈大妈追着问："医生，那我怎么能知道老陈吃的量够了没有呢？"

"买个电子秤，每样东西都称一下吧，就像我做蛋糕一样。"女儿娟娟说。

"那可太烦了，是烧饭菜之前称，还是烧熟了以后称啊？"陈大妈皱起了眉头。

"不用称的，只要大概的比例就可以了。"小李医生笑了。

"怎么估算比例呢？"陈大妈问道。

可能会有很多的患者朋友与家属看到这里会感觉操作起来很麻烦，每天要准备那么多不一样的食物，每一样食物还都要精确到这么细致的克数，这简直不是人过日子吃饭，而是实验室里做高精尖的实验了！大家都不是化学家，家里也不会常备电子秤，每样食材更不可能逐一称重，所以这里就和大家聊一聊，怎么样能合理地，又不是太麻烦地安排好肿瘤患者的每日膳食！

首先，大家要记住的是，尽管每一样食材都给了比较精确的克重，但是实际生活中我们绝对没有必要每一样食材都精细计算，只要大致符

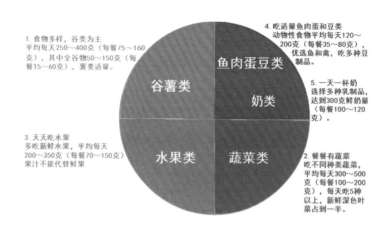

1. 食物多样，谷类为主
平均每天250~400克（每餐75~160克），其中全谷物50~150克（每餐15~60克），薯类适量。

4. 吃适量鱼肉蛋和豆类
动物性食物平均每天120~200克（每餐35~80克），优选鱼和禽，吃多种豆制品。

谷薯类

鱼肉蛋豆类

奶类

5. 一天一杯奶
选择多种乳制品，达到300克鲜奶量（每餐100~120克）。

3. 天天吃水果
多吃新鲜水果，平均每天200~350克（每餐70~150克）果汁不能代替鲜果

水果类

蔬菜类

2. 餐餐有蔬菜
吃不同种类蔬菜，平均每天300~500克（每餐100~200克），每天吃5种以上，新鲜深色叶菜占到一半。

食物比例图

引自：中国营养学会.中国居民膳食指南（2016）[M].北京：人民卫生出版社，2016

合以上范围就可以了。

其次，虽然我们给的量是每天的推荐量，但是我们可以从一个比单次餐或者单日更长的时间来综合评估与计算我们的膳食营养摄入量。比如：我们中餐做的面条太好吃了，进食的谷物大概达到了300克，晚餐就可以适当减少一点谷物的量，本来计划吃两个馒头加蔬菜和适量肉的，我们就可以减少半个到一个馒头，多吃些蔬菜与肉类，那这样一日的总量还是大致可以的。还有一种情况，比如特别喜欢吃馒头的患者正巧遇上家里做了他非常爱吃的杂粮馒头，今天中午吃了三个，晚餐忍不住又吃了三个，那今天一天的谷物量就超标了，这种情况大家也不必紧张，罗马不是一天建成的，我们的营养也不用在意一天两天短期内的摄入情况，大家可以从一段时期的总量来进行评估，比如三天内的某种营养物质的总量平均到三天，每天都达标了，也是可以的。

最后，我们一定要买个电子秤，每样食材都过秤称重，计算好了再吃。如果家里有成员是西点爱好者或者营养师，本来就备有电子秤，并且也愿意这么操作，甚至视其为一种乐趣，那当然是非常好的。但是，对于我们普通的家庭来说，照顾患者的同时，还要兼顾工作和料理家

务，甚至可能还有下一代或者再下一代的抚育工作，做到这么细致就有很大的难度了。那么，怎么办呢？我们可以参照下列大致的食物重量来把关进食量。

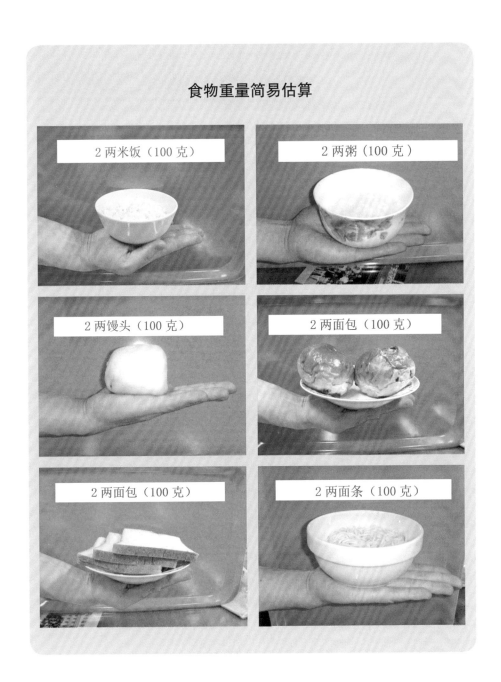

食物重量简易估算

2两米饭（100克）

2两粥（100克）

2两馒头（100克）

2两面包（100克）

2两面包（100克）

2两面条（100克）

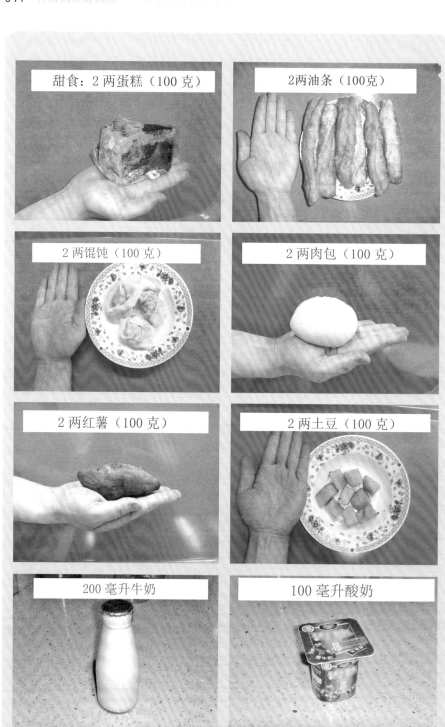

甜食：2两蛋糕（100克）

2两油条（100克）

2两馄饨（100克）

2两肉包（100克）

2两红薯（100克）

2两土豆（100克）

200毫升牛奶

100毫升酸奶

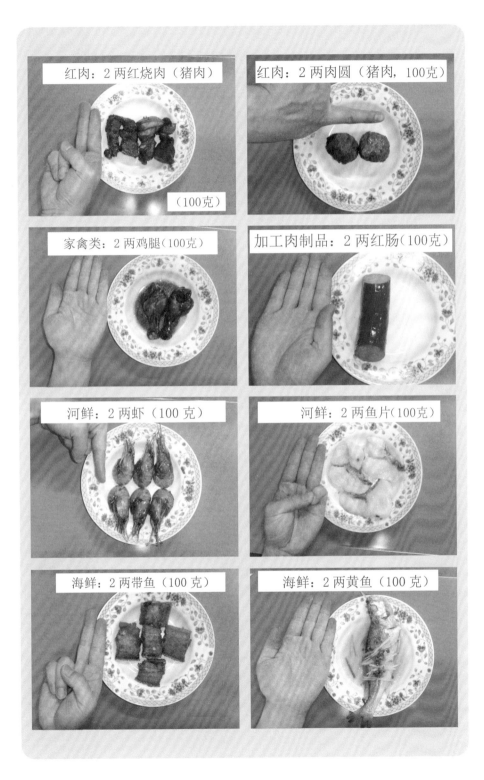

红肉：2两红烧肉（猪肉）

（100克）

红肉：2两肉圆（猪肉，100克）

家禽类：2两鸡腿（100克）

加工肉制品：2两红肠（100克）

河鲜：2两虾（100克）

河鲜：2两鱼片（100克）

海鲜：2两带鱼（100克）

海鲜：2两黄鱼（100克）

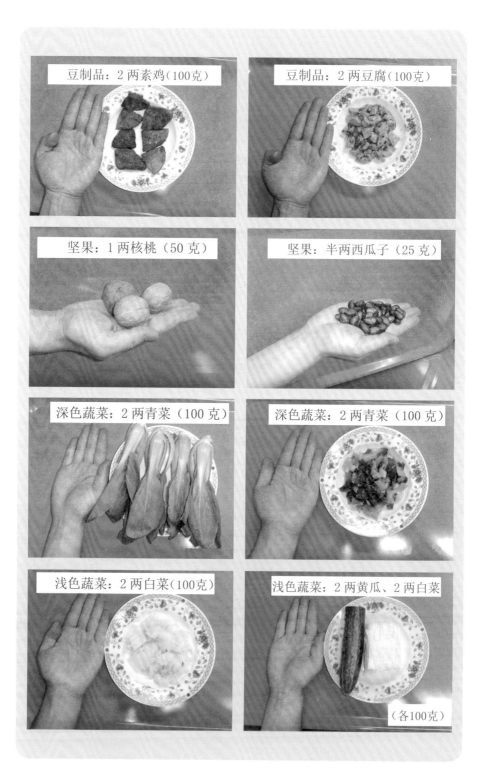

豆制品：2两素鸡（100克）

豆制品：2两豆腐（100克）

坚果：1两核桃（50克）

坚果：半两西瓜子（25克）

深色蔬菜：2两青菜（100克）

深色蔬菜：2两青菜（100克）

浅色蔬菜：2两白菜（100克）

浅色蔬菜：2两黄瓜、2两白菜

（各100克）

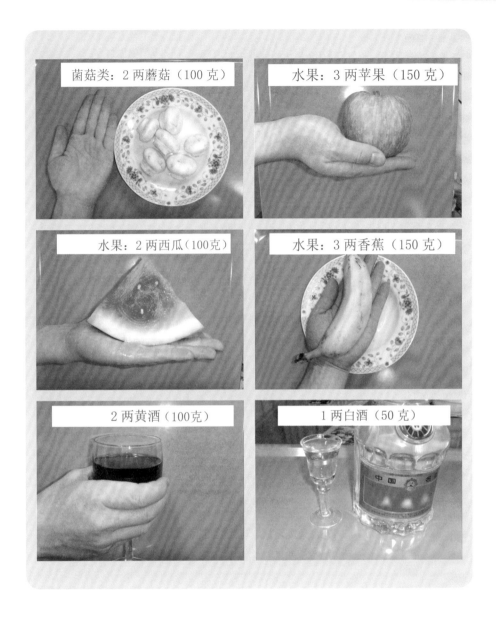

菌菇类：2两蘑菇（100克）

水果：3两苹果（150克）

水果：2两西瓜（100克）

水果：3两香蕉（150克）

2两黄酒（100克）

1两白酒（50克）

14　如何制订具体的营养处方

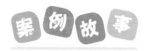

对于食物比例的方案，娟娟继续问："大家都要按照食物比例（见本书第42页图）吃吗？"

小李医生耐心地回答："原则上是这样的，但还是需要根据每个人的具体身体情况和病情来制订最符合这个人的饮食营养处方的呀！"

"我家老陈不喜欢吃鸭蛋，可是大家都说鸭蛋好，每次逼着他吃都要和我吵架，吃饭都成艰巨的任务啦！"陈大妈说。

"不喜欢鸭蛋，可以鸡蛋、鸽子蛋啊。品种换换，口感更适合他，就会愿意吃啦。"

"怎么换呢？"陈大妈好学地问。

除了人体常规需要的不同营养素以外，肿瘤患者还会有一些和健康人群不一样的营养问题，比如说食管癌伴有吞咽困难的患者进食固体类食物，像馒头或者米饭就不是很合适；特别消瘦的患者对蛋白质和脂肪，以及谷物的进食量都可以比平衡膳食宝塔（见本书第37页图）中推荐的量要适当放大些；包括合并有糖尿病的肿瘤患者就不能和健康人群使用同样的菜单。那如何再精确一些，能够个体化地制订每个肿瘤患者最合适的膳食营养处方呢？

对于这个问题，我们要分"四步走"，这四步分别是：了解——评估——计划——实施。

第一步：了解

医生需要了解的内容希望能够尽量全面，不仅仅对于居家患者的营养治疗有很大的用处，对于到医院就诊也可以及时提供关键信息。医生需要了解包括以下几个方面的信息。

（1）患者平常的饮食习惯

饮食上的喜好，比如喜欢面食还是米饭；

每天吃几餐，喜不喜欢加餐；

每日谷物的摄入量；

新鲜蔬菜、水果的喜好程度；

肉类、蛋类爱不爱吃。

奶制品的摄入情况，特别是对牛奶能否耐受，喜欢吃酸奶或者奶酪吗？

喜欢浓油赤酱的菜肴吗？喜欢油炸食品或者煎烤为主的菜吗？

平常喜欢吃坚果吗？如果喜欢，是喜欢哪一类坚果呢？由于不同的坚果有不同的油脂含量，所以也要算入我们的油脂摄入量内。

口味的特殊偏好，比如喜欢吃甜食还是咸口的，爱吃辣的吗？菜里面是不是喜欢放鸡精或者味精？是不是很爱吃腌制品？家庭调味品使用情况（食盐、酱油、鸡精、味精、腌制品等的摄入情况）。

有没有饮酒的习惯，有几年了？喜欢白酒还是红酒，或者啤酒？如果喜欢白酒，常喝多少度的？每天大概要喝几两？喝酒的时候是不是还会吃些佐餐的菜？饮酒的习惯，计算每日酒精摄入量（不可忽略的能量摄入）。

（2）患者的生活习惯

有吸烟的习惯吗？每天大概吸几支烟？是有过滤嘴还是用烟斗？吸烟的习惯有几年了？有戒烟的计划吗？

体力活动情况，日常喜欢什么样的体育运动？如果跑步或者游泳，大概每次跑多少米，游泳游几圈？如果只能慢走，可以每天走多远的距离？速度快不快？如果常年活动不便，生活自理能否做到？

（3）患者的基本病情

医生要知道患者得的是什么肿瘤，现在有什么症状，治疗到了什么阶段。由于这方面比较专业，相对而言，患者自己进行全面的评估有一定的难度。下面就举几个例子，大家可以了解一个大概。

1）比如食管癌和胃癌的患者常常会出现进食梗阻的情况，大多是能够进流质饮食，固体和半固体的食物下咽困难，那我们的膳食就应当尽量做成流质的，或者购买现成的全营养粉进行冲泡，这样利于患者的进食和营养素的均衡。

2）准备进行大型手术的患者，术前有禁食的要求，这个时候就不能让患者吃任何东西了，应该按照医生和护士的指示，什么都不让吃。

3）肠癌的患者晚期会有肠梗阻的并发症，如果确诊，建议一定要禁食，选择静脉输液进行营养支持治疗。如果还坚持从口进食，有进一步加重梗阻的风险，严重的情况下会发生肠穿孔和急性腹膜炎，性命垂危。

4）患者有没有其他疾病，这些疾病会不会影响患者的进食。

糖尿病：大家都知道糖尿病患者要控制碳水化合物的摄入，尽量限制高糖食物。合并糖尿病的肿瘤患者不能例外，也是要控制饮食的。

高血压：高血压患者要控制钠盐的摄入，饮食尽量清淡。

高血脂和冠心病：尽管我们之前说油脂也是人体必需的营养物质，但是为合并有高血脂和冠心病的肿瘤患者着想，还是要继续控制的，尽量以低脂饮食为主。

肥胖症：随着我国经济条件的好转，我们肿瘤患者中也不乏肥胖症的患者。对于这部分患者，先要完善一些相关的检查，看是否同时合并患有糖尿病、高血压和高脂血症等，如确诊，不仅仅是饮食控制的事情，还要加强康复锻炼。

虽然说了那么多，最后还是要提醒大家：居家通常只能进行初步了解，要想完整翔实地了解患者的营养情况，还是要及时到医院就诊，免得误导病情，耽误治疗。

第二步：评估

详见前文"一、营养不良与评估"部分中相关条目内容（参见本书第17～33页）。

第三步：计划

（1）建议戒烟戒酒：已经有很多研究证实，过量饮酒和长期吸烟有损身体健康，导致恶性肿瘤的发生，所以尽量戒除烟瘾和酒瘾对后面的康复和治疗都有益处。如果一时之间很难完全戒掉，可以尝试慢慢减少每日吸烟的支数和严格控制每日饮酒的量，循序渐进，逐步达到完全戒烟戒酒的状态。在这个过程中，要特别注意戒断症状。

（2）计算标准体重：可参考下列简要的公式。

标准体重＝身高（厘米，cm）−105。比如一个165 cm的成年人，标准体重大致在165−105=60千克（kg）。

身体质量指数（BMI）＝体重（kg）/身高（米，m）的平方（国际单位 kg/m²）。举例：某人实际体重为55 kg，身高165 cm，BMI=55/1.65²=20.2，属正常体重范围。

（3）按理想体重计算每天能量的目标推荐量：通常按每天30千卡（kcal）/kg体重计算。1克（g）脂肪可产生9 kcal热量，1克碳水化合物可产生4千卡热量。［注：1千卡（kcal）约为4.18千焦］

每日总能量：60 kg×30 kcal/kg=1 800 kcal；

脂肪按总能量的30%计算：1 800 kcal×30%÷9 kcal/g=60 g；

蛋白质每日推荐量按1.5 g/（kg·d）需要量计算：60 kg×1.5g/（kg·d）×1 d=90 g；

碳水化合物推荐量计算为:（1 800 kcal−60 g×9 kcal/g−90 g×4 kcal/g）÷4 kcal/g=225 g。

第四步：实施

（1）根据患者的个体化情况进行调整：根据患者每日的体力活动情况，比如活动量大、喜欢经常游泳或者跑步的患者，可以适当上调一些；而对于平常卧床为主，几乎不进行体育活动的患者，总量要进行适当下调。再比如合并糖尿病的肿瘤患者，我们计算出来的碳水化合物的值其最终的数据还要进行适当下调，其他营养素部分要进行适当的上调，以达到总量的平衡。

（2）适当增加新鲜蔬菜、水果的摄入，尤其是各种水果以及绿叶菜、根茎蔬菜。

（3）由于国人奶制品的摄入量相对偏低，可以适当增加奶酪和牛奶、酸奶的摄入。

（4）增加日常活动，如果有锻炼习惯的可以坚持运动锻炼，平时没有锻炼习惯的可以选择慢走、太极拳等较为舒缓的活动开始，慢慢增加锻炼时长和强度。

（5）不少患者朋友有一些日常营养误区，所以医生在营养计划制订的过程中也少不了对患者和家属进行饮食营养宣教，比如：如何选择健康的膳食品种，怎么样看食物营养标签，吃得多并不一定是吃得好，食物要多样化，等等。同时，也要定期监测体重，及时调整我们的营养治疗计划（参见下页流程图）。

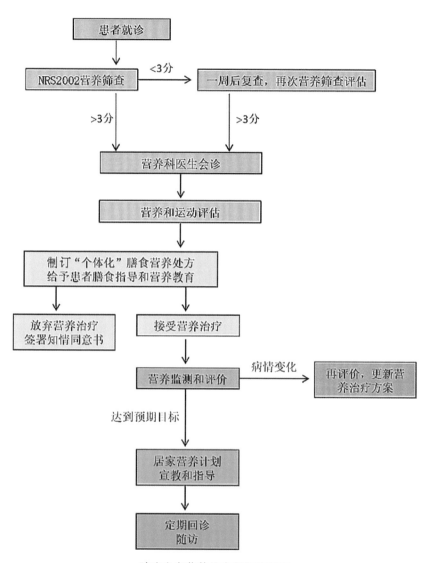

肿瘤患者营养处方制订流程图

引自：李增宁，陈伟，齐玉梅，等.恶性肿瘤患者膳食营养处方专家共识［J］.肿瘤代谢与营养电子杂志，2017，4（4）：12

不可不知的居家康复饮食营养指导

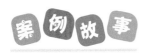

"医生，我老婆出院后在家里怎么养呀？是不是也跟隔壁爷叔一样要买点肠内营养剂吃？"梅梅乳腺癌治疗结束后，医生正在做出院教育，她老公问道。

"不用，你老婆还比较年轻，恢复情况良好，可以先尝试饮食治疗，平时再多结合锻炼。另外，你们家里人也要多关心她，现在的她生理、心理都比较脆弱。"医生又转头对梅梅说，"你自己也要注意做好自我调整，保持良好心态。"

梅梅和她老公看上去有些不安，又追问道："医生，能不能给我们详细讲讲都要怎么做，还有什么要忌口的吗？"

医生耐心做了详细讲解，他们才放心办理出院了。

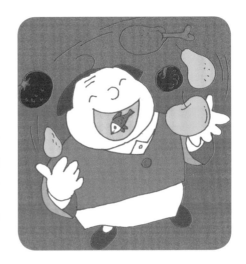

肿瘤患者在治疗结束后，往往身体虚弱，精神较差，免疫力低下，需要从思想、膳食以及生活方式上进行自我调整。进行居家营养干预，可帮助患者提高生活质量，

减轻痛苦，以更快更好地康复。

2017年12月21日中国营养学会发布的《恶性肿瘤患者康复期营养管理专家共识》指出，对出院后患者的营养建议，既要结合肿瘤治疗及机体代谢状况，还要充分考虑患者基础疾病情况。恶性肿瘤患者康复期能量摄入可参考健康人群标准，以25～35 kcal/（kg·d）为起始量。患者可以通过关注体重变化粗略地对目前的营养摄入量是否充足进行判断。三大营养素中，对于碳水化合物而言，在胃肠功能允许的条件下，应增加全谷类食物（大米、燕麦等）、新鲜蔬菜和水果摄入，限制过多糖分摄入（因为对于肿瘤细胞而言，它们更喜欢"糖"给予的营养）。肝肾功能无明显异常者，应摄入充足蛋白质，其中应以摄入优质蛋白质（即鱼肉、虾肉、蛋等）为主，蛋白质有助于伤口的预后，也能提高患者的免疫力以抵抗疾病。脂肪的摄入应限制饱和脂肪（动物脂肪）摄入，增加多饱和脂肪酸和单不饱和脂肪酸摄入（如鱼油、核桃油等）。

如饮食摄入正常、全面，患者不需额外补充营养素。患者如存在早饱、纳差等症状，建议少量多餐，减少餐时液体摄入，在三餐之间补充水分。此外，适当的运动和心理疏导也有助于营养康复。

此外，对于还在做治疗的患者，多摄入有助于抗氧化的营养素，常见的如维生素A（鸡蛋黄、牛奶、深色的绿叶菜如甘蓝）、维生素C（橙子、柠檬、柚子、菠菜、黄瓜等）、维生素E（鱼类、肉类、南瓜、花生等坚果）可以减轻治疗的不良反应，有利于患者提高治疗的耐受性。与之相反，碳酸饮料、豆类等易产气，导致患者腹胀、腹泻，如在化疗过程中尽量避免。浓茶、咖啡易引起兴奋、对某些药物的吸收和代谢有干扰，用药期间不建议饮用。

然而，这些也不是绝对的，比如豆类也是富含维生素的食品，具体还是要根据患者的个体状态随时调整。

16 糖与肿瘤的甜蜜"恩怨"

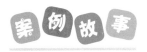

石萌萌是一名公司白领，不幸在29岁时发现了乳腺癌，从此她开始了漫漫抗癌路。生病前，萌萌非常喜欢吃甜食，每天冰激凌、甜饮料和巧克力不离口，生病后病友告诉她，癌细胞最喜欢糖，癌症患者不能吃甜食。萌萌有点担心，她能不能还像以前一样吃甜食呢？

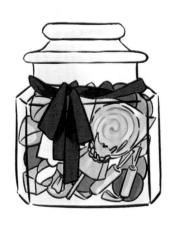

糖是一个统称，属于碳水化合物，是机体能量的主要来源，包括单糖、双糖、多糖。单糖包括葡萄糖、半乳糖和果糖，双糖主要包括蔗糖、乳糖和麦芽糖。研究发现，癌细胞确实特别喜欢血液中的葡萄糖，它消耗葡萄糖的速度是普通细胞的20～30倍。

癌细胞通过糖酵解途径把葡萄糖变成大量的乳酸，用它来侵蚀正常细胞，借此不断地扩散转移，这也是癌症难以治愈的一个原因。对于癌症患者来说，血糖水平越高，癌细胞就越能轻易地制造大量乳酸。而通过调整饮食，控制餐后的血糖浓度，就能逼迫癌细胞减少乳酸的产生，从而让它减少扩散转移，部分失去作恶的能力。

怎样才能让血糖浓度得以控制呢？首先，就是尽量不吃甜饮料、冰激凌、巧克力等含糖量较高的甜食。其次，还要减少精白米、精白面所做成的各种食品，减少食物中总的淀粉量，因为淀粉经过消化后最终也代谢为糖。减少含淀粉的主食，特别是减少精白米面所做的食品，绝不意味着不吃主食。精白米面减少了，就应该代替以各种粗杂粮和薯类食物。虽然这些食物也含有淀粉，但因为它们同时含有大量的膳食纤维，可以减低淀粉转化为糖的速度，降低餐后血糖升高的速度。

癌症患者在控制淀粉类食物的同时，维生素、矿物质等营养素一种都不能少，蛋白质也要充足供应，各种微量元素也需要增加，还要增加抗氧化成分以及所有植物化学物（如类胡萝卜素、多酚类、植物雌激素等）的摄入量。这就意味着要提高膳食的内在质量，吃多样化的天然食物。鱼类、肉类、蛋类和奶类都应该吃，只要合理选择和烹调，它们可以和蔬菜、水果、豆类等食品一起，成为抗癌饮食的一部分。对于爱吃甜食的萌萌，可以从天然水果中体会甜的味道，这样做更有利于她的健康。

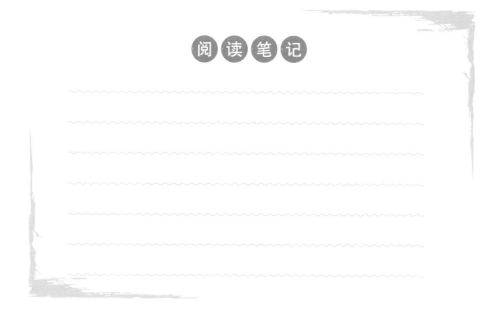

阅 读 笔 记

17 口服营养补充是咋回事

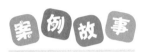

张女士是一位64岁的胃癌患者，手术切除了3/4的胃，手术后由于进食量不足，半年内体重下降了10千克，体质指数只有17.8，低于正常人的下限（18.5），已经处于营养不良的状态，她自己也非常着急。医生建议她要进行"口服营养补充"，让她每天喝2～3杯的"全营养素"。这个"全营养素"

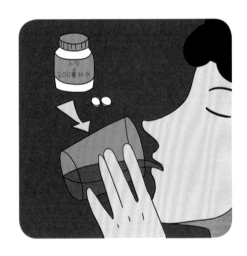

看起来有些像奶粉，也是冲着喝的，她有些疑问，喝这个就算补充营养吗？这里面的营养够吗？这种全营养素与奶粉有什么区别呢？

口服营养补充，是肠内营养补充的一种，就是通过口服，经过肠道给人体补充营养。从营养学角度来讲，通过肠道补充营养是最符合正常人体生理的营养补充方式。口服营养补充起源于宇航员饮食，后逐渐应用于临床营养支持。目前国家按照"特殊医学用途的配方食品"对口服营养补充剂进行管理。最常见的口服营养补充剂就是全营养素，其特点就是一个"全"字，它根据人体的生理需要配齐了所需的全部营养。作为一种日常饮食以外的营养补充手段，口服营养补充目前已广泛应用于肿瘤、慢性阻塞性肺病以及艾滋病等慢性消耗性疾病患者的营养补充。对于高龄、大手术或是有恶心、呕吐、腹泻等影响营养摄入的肿瘤患者，应该早一点选择口服营养补充，而不是等到晚期出现"癌性恶病质"再去静脉输注营养。

口服营养补充剂的使用方法如下。

（1）粉剂类产品，使用方便又易于保存，冲调要注意温度，尽量用温开水（不超过70℃），溶解性更好，如果是滚烫的开水，既会破坏营养成分，也容易发生结块。也可以加在其他食物中一起食用，比如牛奶、酸奶、豆浆、粥、麦片糊等。在操作中一定要注意食品卫生安全，严格清洗、消毒手和容器。

（2）如果患者容易呛咳，可以将营养粉剂添加在粥、米粉、藕粉这些厚稠的食物中，也可以在其中添加增稠剂使之黏稠，避免发生呛咳引发肺炎。

（3）液体类产品，可以直接饮用，但尽量不要同药物混合在一起使用，以免产生凝结变性。

（4）口服营养补充作为日常饮食的补充，每天可以补充400～600千卡热量，分次摄入或一次集中摄入均可。

（5）口服营养补充的制剂和品种很多，适用对象和使用方法不同，需要在临床营养师和医生的指导下使用。

用于口服营养补充的全营养素多数是粉剂，像奶粉一样冲服，很多人会误认为它也是一种奶粉。其实，全营养素的营养要远比奶粉更丰富，它包含了人体所需要的46种必需营养素，许多营养成分都是牛奶和奶粉里没有的。即使不吃其他任何食物，每天只服用全营养素，也能满足人体的基本需要，因此它是解决肿瘤患者"全营养需求"的一揽子解决方案。

18 选择肠内营养是如何操作的

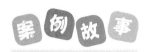

得了食管癌的老王，正在进行放化疗。这天一大早，他就在家属的搀扶下来到医生面前："医生，我原本还吃得下一些面条、稀粥，从昨晚开始连水都喝不下去了，多喝两口还会呛咳。该怎么办呀？"

"这种情况是发生了食管的完全性梗阻。"

老王纳闷了："什么是完全性梗阻呀？"

"正常的食管就好比新的自来水管，水流非常通畅。得了食管癌就好像水管里被脏东西堵住了，堵得不严重的时候还能有水通过，一旦完全堵上了就滴水不进了，就变成完全性梗阻。"

"那赶紧帮我通通食管，不然我要饿死了。"一听到这老王急了。

医生连忙挥手："肿瘤长在食管里，可不是想通就能通的，万一碰破了肿瘤，发生大出血就危险了。您也别担心，食管的梗阻经过放化疗会

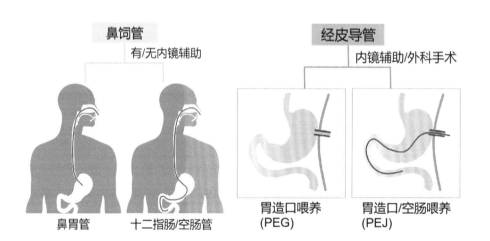

鼻饲管　　　　　　　　　　　经皮导管

有/无内镜辅助　　　　　　　内镜辅助/外科手术

鼻胃管　　　十二指肠/空肠管　　　胃造口喂养(PEG)　　胃造口/空肠喂养(PEJ)

慢慢通畅的，咱们的当务之急是要解决您吃喝的问题，可以放管子，我马上帮您安排。"

当患者无法经口进行肠内营养补充的时候，就可以选择不经口的肠内营养了，简单来说，就是改道。最常见的两种改道方式为：鼻饲管和经皮导管如上页图所示。鼻饲管就是经过鼻腔将管子沿着食管向下放入胃或者小肠，并进行固定，而后就可以通过管子将营养以液体的形式打入胃肠道；而经皮导管则需要外科医生帮忙，在胃壁或者小肠壁上打个小孔放入导管，导管直接穿出腹壁并固定，随后通过这个小孔定期将营养打入胃肠道。

（1）是不是只有食管癌梗阻才需要非经口的肠内营养？

不是的，头颈部肿瘤比如鼻咽癌、喉癌等，在放化疗期间有一部分人会出现严重的口腔或咽喉部放射性损伤，也会导致患者无法经口进食，这种情况也需要非经口的肠内营养。

（2）是不是要等到出现了吃不下的情况再考虑非经口的肠内营养呢？

不是的，一个好的肿瘤科医生应该在放化疗前就应对患者的状况进行评估，如果考虑患者在放化疗期间极有可能出现无法经口进食，应当在治疗前就给予鼻饲管或者经皮导管。一来可以让患者有一个适应的阶段，二来可以避免在治疗期间出现危急情况，三则减少了因为置管导致的放射野范围变化。

19 经鼻胃管、肠管给予营养有什么区别

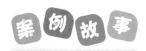

老王因为食管癌发生完全性梗阻，在医生的安排下找到了内镜科的医生。

"医生，我食管堵住了，一整天都没喝水没吃东西了，快帮我放根管子吧！"

"老先生，不要急，我还需要问你一些情况才能判断放胃管还是肠管的。"

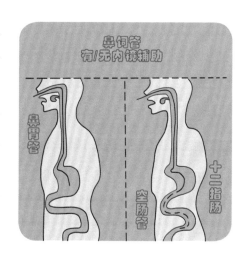

"啥，不是只要通过梗阻的部位把管子放进去就好了吗？胃管、肠管有啥区别呀？"

"当然有区别，胃管是放胃里，肠管是放小肠里的。"

"那你看我是放哪种好呢？"

"两种方法各有优缺点，我详细跟您说一说。"

选择胃管还是肠管，这是个问题。临床上鼻饲管的选择还是有很多因素要考虑的。

首先，选择鼻饲管的前提是预计放置管子的时间不会太长，通常不超过一个月，因为管子在胃酸环境下会受腐蚀，一般如果是聚氨酯材料的话建议42天更换一次。

其次，在决定了采用鼻饲管后，要看患者的胃功能，如果胃功能不好，尽量选择肠管；如果患者频繁呕吐或胃反流，是不建议放胃管的，很容易导致误吸及肺炎。

最后，从综合来看，经鼻肠管似乎要比经鼻胃管有优势，但由于操作的难度，不是所有患者都能顺利放置的，因此经鼻胃管以其方便快捷的优势还是在临床上占据一席之地。详见下表。

经鼻胃／肠管的优缺点比较

	经 鼻 胃 管	经 鼻 肠 管
适应证	胃肠功能正常、非昏迷状态，需要管饲时间短（≤4周）	肠道功能正常而胃功能受损，非昏迷状态，需要管饲时间短（≤4周）
优 点	符合生理学，容易实现，便宜，省力	不容易脱管及反流，较舒适，营养直接进入小肠，迅速吸收
缺 点	较容易出现反流、误吸、上呼吸道感染	留置难度较大，操作时间较胃管长

（1）这里所说的经鼻肠管其实是指经鼻十二指肠管或经鼻空肠管。十二指肠和空肠是小肠的起始部分，人体70%以上的营养在这里被吸收。

（2）经鼻胃管与经鼻肠管在给予营养时，应注意胃肠道的排空速度，不可过快过猛，宜由少到多，循序渐进。

肚子上插根管子补充营养是咋回事

20

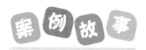

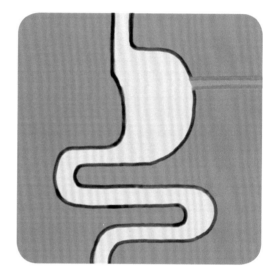

老王因为食管癌发生完全性梗阻，在内镜中心医生的帮助下顺利放置了经鼻胃管，治疗也得以顺利进行。在与病友的交流过程中，他发现有的病友肚子上贴了块小纱布，露出个短短的管子，居然可以把营养液直接通过管子打到肚子里去。

"这东西倒是蛮好的，衣服盖着一点也看不出来。我鼻子里整天顶着根管子，难过死了。"

那么老王能不能放这样的管子，该不该放这样的管子呢？

经皮内镜下胃肠造瘘（PEG），因留在体外的短管部分形似猪尾巴，俗称猪尾巴管，是无需外科手术及全身麻醉的胃造口术，适用于需要长期营养支持（≥4周）的无法经口进食患者。PEG具有操作简单、安全，留置时间长，并发症少的优点。由于它可留置的时间可超过半年，对那些营养不良风险大的患者，可在放化疗前预先留置，以保障治疗的顺利进行。

不过，猪尾巴管的价格要比经鼻胃肠管贵不少，也不是所有医院都有条件能够放置，需要事先搞清楚。

阅 读 笔 记

21 你了解肠外营养支持吗

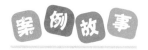

　　刚做完第一次化疗的小玲躺在病床上，小玲妈妈在旁边跟隔壁床的慧文妈妈交流："为什么我们小玲吐得这么厉害，完全吃不下东西，这怎么恢复得好啊？"

　　慧文妈妈说："小玲妈妈不要担心，我们慧文之前也是这样，医生会给吊营养针的，熬过这几天就好了。"

　　正巧医生进去查房，小玲妈妈立即拉着医生问："医生，我们小玲能不能给吊营养针啊？小玲完全吃不下东西！上次手术后外科大夫给我们用了叫啥'肠外营养'的盐水，看着就像牛奶，特别好。"医生耐心跟她沟通："阿姨，我们过来就是要观察一下小玲的情况，如果符合肠外营养支持标准，我们一定会帮小玲开药的，您放心好了。"

　　"那太好了！"小玲妈妈放心地说。

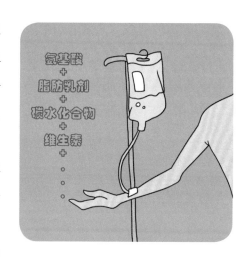

　　肠外营养（PN），是指对于那些无法经胃肠来摄取和利用营养素的患者，可通过静脉注射方式来提供氨基酸、脂肪乳剂、碳水化合物、维

生素和矿物质等营养素，维持患者生命活动所需的能量供给并使胃肠道得到充分休息的营养支持疗法。简而言之，肠外营养是不能经胃肠吸收营养的患者摄取营养的唯一途径。因此，对于那些胃肠需要充分休息，或是存在严重消化道功能障碍无法发挥正常消化吸收功能的患者，肠外营养是维持生命所需营养的重要治疗手段。

举个例子，那些手术后无法进食或存在消化道梗阻，或接受放化疗后胃肠道反应严重，出现吃了就吐的患者，或存在营养不良的患者，都需要进行完全或部分肠外营养的支持治疗。

此外，医学上碰到有以下情况的患者可以考虑肠外营养支持：① 进食及消化吸收障碍，如行广泛性小肠切除，有顽固性腹泻、呕吐等；② 接受大剂量放化疗，致严重营养不良的患者；③ 无法进行或不能耐受肠内营养的，如重症胰腺炎患者；④ 大面积烧伤，严重复合伤，大范围的手术，严重感染与败血症等。

小贴士

由于肠外营养依赖静脉通路存在感染的风险，又因肠外营养制剂容易诱发高血糖等代谢性疾病，所以经营养咨询和经口营养补充摄入仍然不足的患者才是肠外营养支持的适应人群，如长时间（＞7天）不能进食，或不能经肠内途径摄入每日所需热量、蛋白质或其他营养素，或是通过肠内营养不能达到身体需求目标的人群。那些无明确治疗目的，存在一定胃肠功能且经口、经肠摄入的营养能满足90%日常需要量，或是患者一般情况良好，即使存在需要肠外营养的情况但预计该情况会在短时间内恢复的患者，都不需要进行肠外营养。对于那些合并严重心衰或严重代谢紊乱的患者，建议先改善心血管功能及代谢状况后再采取肠外营养。像文中小玲这样的情况，已经具备需要给予肠外营养的指征，但如果预计她在3天能会恢复，那肠外营养就并非必需了。

22 肠内和肠外营养制剂有哪些类型

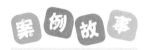

"医生，为什么我外婆今天换了一种吊针？白白的，很大一袋，这是营养针吗？"刘阿姨的外孙女晶晶今年刚上护理学校，最近放暑假，正好碰到刘阿姨因为胃癌手术在住院，就主动过来陪床。可能因为专业关系，晶晶对刘阿姨的用药很是关注，今天遇到医生查房就凑过来问。

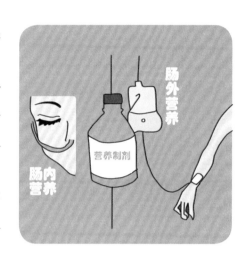

"是的，是肠外营养，我们要根据刘阿姨的身体状况随时调整用药，看刘阿姨的情况应该可以开始尝试转换为肠内营养了。"医生耐心解释。

"肠外营养还有很多不同种类啊，那肠内营养是不是也有很多种？我外婆用哪个比较合适？"晶晶好奇地问。

（1）肠内营养是经胃肠道服用或鼻饲管（比如经鼻胃管、肠管）来提供营养的方式。顾名思义，肠内营养制剂是通过胃肠道供应营养的营养液，不能静脉注射。临床常用的肠内营养制剂，从性状来分，主要有粉剂、混悬液和乳剂；按照组成成分，又可分为四大类：要素制剂、非要素制剂、组件制剂以及特殊应用制剂。

1）要素型肠内营养制剂：如百普素、力衡全等，它源于1957年开发的宇航员肠内营养制剂，以游离氨基酸或蛋白质水解物、短肽为氮源，以不需要消化或极易消化的碳水化合物、脂肪为主要的能量来源，配以矿物质、维生素及微量元素而组成。优点是可以用于乳糖不耐受者，可以根据生理需要，增减某种或某些营养素，改变其比例，以达到治疗效果。缺点是含短肽，气味难闻，口感差，如果单/双糖过多，还会造成甜度过高，不利于长期服用；不含膳食纤维，只有少量的内源性残渣进入大肠，使大便量显著减少。

2）非要素制剂：以整蛋白或蛋白质游离物为氮源，渗透压接近等渗，口感较好，适于口服，也可以管饲，与要素型肠内营养制剂相比则相对难吸收，因此适用于胃肠道功能比较好的患者，常见的产品包括安素、瑞素等。

3）组件制剂：又称营养素组件制剂、不完全营养制剂，是以某种或某类营养素为主的肠内营养制剂。它可以对完全制剂进行补充或强化，以弥补完全制剂在适应个体差异方面欠缺灵活的不足；亦可采用两种或两种以上的组件制剂构成组件配方，以适合患者的特殊需要。组件制剂主要包括蛋白质组件、肽类组件、脂肪酸组件、糖组件、多糖组件、膳食纤维组件、维生素组件和矿物质组件，各种组件的来源与要素制剂类似（蛋白质组件还可选用蛋白水解物）。组件制剂与要素制剂的本质区别在于组件制剂不属于均衡膳食。

4）特殊应用制剂：有婴儿专用的、肝病患者专用的、肾病患者专用的、肺病患者专用的、糖尿病专用的等。

肠内营养制剂的口味取决于制剂的氮源与矿物质等成分，比如整蛋白为氮源者比以氨基酸混合物或水解蛋白为氮源者口感佳。肠内营养制剂往往要根据患者年龄、胃肠道功能、伴随疾病、患者脂肪吸收等情况加以选择。

（2）肠外营养制剂：包括碳水化合物制剂、脂肪制剂、氨基酸制剂、维生素制剂、生长激素制剂、微量元素和电解质制剂等，这些都是维持生命所必需的营养素。从制剂角度，将葡萄糖、氨基酸和脂肪乳根据患者的体重以及营养状况按照比例混合在一起，加入其他各种营养素后放置于一个袋子中输注，称为"全合一"系统，也就是患者们常提到的牛奶样补液。

阅 读 笔 记

23 化疗期间如何做到合理营养呢

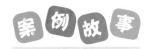

几位医生在病房会诊患者：王先生，66岁，抽烟35年，1个月前确诊为肺鳞状细胞癌（非小细胞癌）Ⅲ期。目前治疗方案：已接受微创手术切除肺部肿瘤，并接受化疗2周以及放疗1周，2周后会再执行1个疗程的化疗，放射治疗持续做。

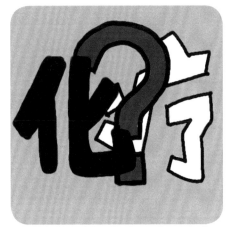

"医生，我近期体重下降了不少，我这身体再继续化疗估计扛不住吧。"

"现在感觉很容易喘，没有力气，吃什么东西都没有胃口，这是怎么回事呢？"

化学治疗，简称化疗，是一种药物治疗。化疗的目标是肿瘤细胞，但是在杀伤肿瘤细胞的同时难免会伤害一些增殖快的正常细胞（例如骨髓细胞、毛囊细胞、胃肠道上皮细胞等），导致相应的副作用。化疗的副作用，懂了就不怕了，很多副作用是可控的，大部分会在治疗结束后一段时间内消失，出现后应及时与医生或营养师沟通。除了对症处理相关症状，化疗期间的饮食调理应该注意以下几点。

（1）平衡膳食，食物多样。

（2）保证足量的蛋白质及抗氧化营养素的摄入。在保证主食量的同时适当增加高蛋白和高维生素食物（如鸡蛋、奶制品、豆制品、水产品、瘦肉、多种蔬菜、水果）的摄入量。

（3）对于化疗不良反应严重、营养不良的患者，可在三餐间加口服补充特殊医学用途配方食品（如全营养素、匀浆膳等）增加营养摄入，改善营养状况。

（4）少量多餐，避免空腹接受治疗。少量多餐要好于只进三次正餐，治疗前1小时吃一些食物，手边可常备一些加餐小食物，如果汁、面包、饼干、酸奶、果酱、藕粉、坚果等；在接受化疗2小时内避免进食。

（5）多喝水，每日8～10杯水，除食物中的水分外，每日应额外补充水分2 000毫升左右，可以增加汤类，尝试加服茶水、藕汁、梨汁、橙汁、酸梅汤等。

（6）食物烹饪方法：以蒸、煮、炖、焖、熘、拌、急火快炒为主，清淡为宜，不宜用油炸、烧烤的烹饪方法。

（7）食物加工建议：食物尽量细软易吞咽，易消化；可以将食物切丝、切丁、剁碎、煮烂、搅拌，以及勾芡、打成泥状或打成汁等，使食物加工方式富有变化以调整饮食。

（8）放化疗期间应保证食品卫生：经常洗手，保持餐厨用具清洁；生熟分开，避免交叉感染；彻底加热食物，尤其是肉蛋类；迅速冷藏食物，常温放置食物不超过1小时；在冰箱中（冷藏室解冻12小时）或用微波炉（解冻模式）、冷水解冻食物。

需要详细了解的手术前后营养支持策略

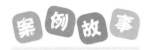

李阿姨体检发现胃癌，还好不是晚期，顺利地进行了手术切除。但从术前准备开始一直到术后，医生都叮嘱要禁食，一个多星期下来，把李阿姨饿得头昏眼花，整个人都瘦了一大圈。李阿姨就纳闷了，到底什么时候能开始吃东西？应该吃什么东西呢？

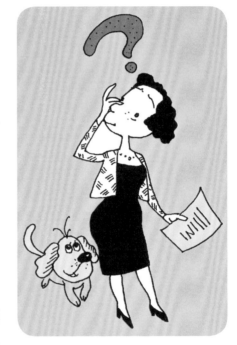

由于术前准备的需要或手术创伤的原因，患者在围手术期的较长一段时间内往往无法正常进食，外源性能量底物和必需营养物质缺乏，处于饥饿状态的机体会暂时改变自己的正常代谢途径以保证重要器官的运行，但如果持续时间太长就会对机体造成损害。因此，临床上应尽可能避免患者长时间处于禁食状态，术后应早期恢复进食。

围手术期营养支持方式有三种：口服营养补充、肠内营养和肠外营养。一般来说，消化道功能正常或具有部分消化道功能的患者，应优先使用口服营养补充剂或肠内营养；肠内营养不足时，可用肠外营养补充；营养需要量较高或希望在短时间内改善患者营养状况时，则应选用肠外营养支持。

拿前面李阿姨的情况来说，胃切除术后通常应禁食禁饮，24～48小时后如一般情况良好，肠蠕动恢复，肛门排气，才可给予少量的温开水或糖水。此后遵循从流质到半流质、从少到多的原则，循序渐进地恢复胃肠道功能。当然，在整个过程中，由于口服和肠内营养通常无法达到每日所需的量，肠外的营养支持是不可或缺的。

小贴士

（1）围手术期是指围绕手术前、中、后的一个全过程，从患者决定接受手术治疗开始，到手术治疗直至基本康复，包含手术前、手术中及手术后的一段时间，具体是指从确定手术治疗时起，直到与这次手术有关的治疗基本结束为止，时间为术前5～7天至术后7～12天。

（2）快速康复外科（enhanced recovery after surgery，ERAS）近年来飞速发展，通过采用一系列优化的围手术期处理措施，可以减少手术患者的生理和心理创伤应激，从而达到快速康复的目的。通常有三方面措施：① 术前患者应有体质和精神两方面的准备，避免长时间禁食；② 减少治疗措施的应激性；③ 阻断传入神经对应激信号的主导。

头颈部肿瘤放化疗需要了解的营养问题和对策

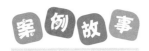

　　张女士得了鼻咽癌，医生为她安排了根治性放疗。整个疗程预计要一个半月，刚开始的两周一切顺利，没什么不舒服。但是从第三周起，张女士发现自己的口腔黏膜出现了溃疡，喝水都痛，别提吃东西了，痛得越来越厉害。到了一个月左右，鼻子里老是能闻到一种腐臭的味道，以往最爱吃的食物放在嘴里，味同嚼蜡。"我也想吃东西啊，可是我实在吃不下，该怎么办呢？"张女士发愁了。

　　头颈部肿瘤患者在放疗过程中或多或少都会产生一些不良反应，比如食欲下降、恶心呕吐、便秘、腹泻等，大多会影响患者的营养状况。头颈部肿瘤放化疗期间饮食策略如下。

　　（1）放疗

　　头颈部的肿瘤进行放疗，会对口腔、鼻腔、咽喉、唾液腺等组织造成损伤，产生口腔炎症、牙龈肿胀、口干、味觉嗅觉改变等。放疗科医生会开消炎镇痛的药物进行对症处理，同时患者也应注意如下几点。

　　1）**注意口腔清洁**：经常漱口，可用医生开具的漱口水替代刷牙，减少牙刷对牙龈的机械损伤。

　　2）**进食疼痛**：可以用麻醉剂或口腔保护剂喷口腔，缓解疼痛，使进食时疼痛减轻。如饭前用利多卡因或普鲁卡因漱口、西瓜霜喷雾等。

3）食物的选择：尽量选择少咀嚼、易吞咽的食物，如牛奶、香蕉、西瓜等软的水果和土豆泥、肉酱、蔬菜汁等；避免粗糙、干硬及刺激性食物，如糕饼、烤肉、腌制食物等；食物入口勿太烫，可等待其变凉后再食用，减少对口咽部伤口的刺激。

4）味觉嗅觉变化的对策：尽量将饭菜做得色香味俱全；尽量去除腥味重的荤菜；食物中可加点麻油或稍酸辣的调味料等，提高食欲；可用点开胃的中成药；注意口腔卫生。

（2）化疗

化疗的局部并发症通常比放疗少而且轻，患者多表现为食欲不振和恶心、呕吐等。化疗期间饮食宜清淡，可选用易消化、温凉的食物，忌油腻、刺激性食物，每天少食多餐，可将食物分6～8次食用，化疗前2小时禁食。

（3）饮食宜忌

1）宜选能生津润燥的饮食，如橙汁、柠檬水、西瓜汁、乌梅汤、绿豆汤、梨汁、茶水、葡萄糖水等。可适当多食枸杞、菊花、芦根、麦冬、大枣、白萝卜、山楂、柑橘等。

2）宜适当选用黑木耳、银耳、香菇、蘑菇、灵芝等菌类食物。常吃新鲜瓜果、绿叶蔬菜、瘦肉、鱼类、海带、紫菜等。

3）忌烟、酒及辛辣、油炸、烧烤、腌制类食物。

4）忌坚硬、粗糙、干燥、过烫食物。

小贴士

（1）用榨汁机或搅拌机处理食物，不单单是水果，很多其他食物也可以，如去骨的肉类、蛋和蔬菜等。这些食物可以为患者提供更丰富、均衡的营养。

（2）患者身边常备一个装满温开水的保温杯，可随时保持口腔湿润。

胸部肿瘤放化疗需要了解的营养问题和对策

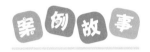

老王是位退伍军人，吃苦耐劳，他发现吃东西不顺畅有两个多月了，开始也不当回事，可最近吃米饭馒头都咽不下去了，整个人瘦了一大圈。儿子陪着他到医院看病，发现是食道癌。检查下来显示有淋巴结转移了，医生建议进行放疗。整个疗程预计要一个半月，这下老王可犯愁了。

"医生，我现在这样，放疗吃得消吗？"

"老先生，您现在做放疗是会有些不舒服的，可是放疗是为了把食管上的肿瘤杀死，让您将来可以恢复正常饮食啊。"

"那我放疗期间能吃点什么呢？我听说有的人要插管子的，我熬得住，不要插管子行吗？"

"您现在还能吃点粥吧，那还是可以不放鼻饲管的。不过治疗期间可能会有恶心、呕吐和吞咽疼痛哦。"

胸部肿瘤常见的有食管癌和肺癌，放疗对食管的损伤会造成吞咽疼痛、恶心呕吐等症状，尤其是食管癌患者，由于原本就存在食管狭窄，放疗期间进食梗阻可能会加重，需要医生对患者的营养状况进行评估，判断是否需要放置鼻饲管。

（1）对于还能经口进食的患者，除了要保证充足的营养和正确的营养摄入方式外，还要注意以下几点。

1）**吞咽疼痛的对策**：放射性食管炎可采用饭前口服利多卡因，饭后服用硫糖铝混悬液等对症处理；如出现胸骨后烧灼样痛，进食后可直坐或站立一段时间，使食物容易进入胃肠道。

2）**恶心呕吐的对策**：止吐药如甲氧氯普胺、氯丙嗪等，胃动力药如多潘立酮等，进食需慢，少量多餐；良好的进食环境；避免烫、辣、硬的刺激性食物；不强迫自己进食，减轻厌食情绪；饭后休息片刻，因为活动会减缓食物的消化；不要穿紧身衣物，宽松衣物为宜。

（2）食管癌放疗期间饮食策略：放疗对食管的损伤会造成吞咽疼痛、恶心呕吐等症状，食管癌患者原本就存在食管狭窄，放疗期间进食梗阻可能会加重，因此食管癌放疗期间的营养治疗是非常重要的，饮食原则除了要保证充足的营养，还要减少对食管的刺激。

1）**注意膳食平衡**：增加高热量、高蛋白质食物的摄入，如鸡蛋、瘦肉、鱼类、豆制品、酸奶等，增加富含维生素的食物如黑木耳、香蕉、苹果、海带等。

2）**注意营养评估**：每周找营养师或主诊医生进行营养状态评估，如经口正常饮食不能满足营养需要，应加用肠内营养制剂以改善营养不良。

3）可在治疗前 1～2 小时少量进食。建议每日少量多餐，选择容易入口的食物进行加餐。

4）放射性食管炎患者可改流质或半流质饮食，避免刺激性食物。

（3）食管癌化疗期间饮食策略：食管癌化疗药物的不良反应主要是骨髓抑制和胃肠道毒性，临床上表现为白细胞、血小板的下降及恶心、呕吐等。化疗期间应特别注意患者的饮食调理，以减轻食欲不振，增加营养摄入以促进化疗不良反应的逐步消失。

1）**选择高热量、高蛋白饮食**：如鸡、鸭、鱼、肉、蛋等。

2）**适当增加富含维生素的果蔬**：如香蕉、苹果、西瓜、橙子、橘子等，如有吞咽困难，可用搅拌机加工成果蔬汁。

3）**饮食多样化**：烹调注意色香味，少量多餐。

4）**化疗方案如果含有大剂量顺铂**：需进行水化以减少肾毒性，饮食中可适当增加水分供应，还可饮用绿豆汤、牛奶、豆浆等。

（4）食管癌化疗期间饮食宜忌

1）**宜清淡，种类丰富**：多食富含维生素、微量元素类食物，如新鲜果蔬、菌菇、海产品等。

2）**宜少量多餐**：有吞咽困难时应注意改普食为半流质或流质饮食，如瘦肉粥、米糊、奶昔等。

3）**肠内营养制剂的使用**：可保证营养的均衡和充足，应在医生指导下尽早、足量使用。

4）**食管癌饮食"六忌"**：忌食甜、腻、炸、烤食品；忌酒；忌强烈气味食品；忌餐后立即躺下；忌坚硬食品；忌食含过多粗纤维食品如芹菜、韭菜、笋等。

小贴士

　　并不是所有的胸部肿瘤放疗都会引起放射性食管炎，肺癌和胸腺癌等肿瘤由于食管受到放射的剂量比较小，出现吞咽疼痛的概率也比较低。

27 腹盆部肿瘤放化疗必须了解的营养问题和对策

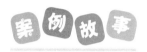

老李因为便血就诊，经检查发现患有直肠癌，肿瘤距离肛门口7厘米，医生建议先做放化疗再手术。其中，放疗疗程预计要四周。一切都进行得很顺利，但是从放疗第三周开始，老李就觉得不太对劲，每天上厕所的次数明显增加了，从以前的1～2次变成5～6次，还老是不成形的大便，有时候大便的表面还有点白白的黏液和血丝，这是怎么回事呢?

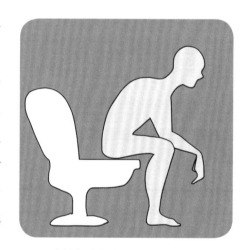

腹盆部放化疗导致便秘与腹泻

腹盆部肿瘤的放疗会损伤肠道，造成放射性肠炎，可累及小肠、结肠和直肠，故又称为放射性直肠炎、放射性结肠炎、放射性小肠炎。严重程度视放射野的大小与放疗剂量，有否化疗以及个体差异而不同。症状可包括：腹泻、黏液便或血样便，累及直肠者伴有里急后重，便秘少见，偶有低热，如有痉挛性腹痛则提示小肠受累。这些症状当中最常见的就是腹泻了，严重及长时间的腹泻，会导致营养吸收不足、维生素和矿物质丢失甚至脱水，这些情况都会增加合并感染的机会。因此，严重或持续的腹泻，应立即找医生就诊。

出现腹泻应注意如下几点。

（1）补充水分：腹泻会导致水、矿物质、维生素丢失，补充水分应含有钠盐、钾盐，严重者应找医生，必要时接受静脉补充。

（2）调整饮食：少量多餐，建议低膳食纤维饮食，如米饭、精制面条、面包、果汁等；少油腻，避免煎炸食物、肥肉、高纤维蔬菜如花菜、玉米等；少吃强刺激性食物如胡椒、辣椒、芥末等；食物不宜过冷或过热；当心奶制品的摄入，因腹泻时机体对乳糖的消化能力下降。

（3）药物治疗：阿司匹林可有效地控制放射性肠炎的早期腹泻，局部镇痛剂和粪便软化剂可减少排便疼痛，里急后重明显者可采用激素灌肠。此外，可请医生开一些抑制肠道蠕动或保护肠道黏膜的药物，均可起到治疗作用。

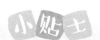

有一部分患者在放疗期间出现的不是腹泻，反而是便秘。对策也有不少：多进食富含膳食纤维的果蔬；多喝水、汤或果汁；放松心情，适度运动，养成良好排便习惯；如便秘持续，可找医生咨询开一些轻泻药物。

28 肌肉减少症应切实引起注意

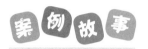案例故事

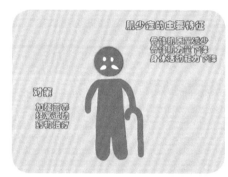

"医生，我爸老躺在床上，不肯下来走动，我怎么劝都没用，他就说没力气不想动，您帮我想想办法吧！"查房时马爷爷的儿子偷偷把医生拉到旁边说道。

马爷爷结肠癌术后其实恢复得还可以，根据前两天查房的情况已经可以下床走动了，所以管床医生已经跟家属交代了要带马爷爷在医院花园走走，但是现在看来马爷爷不是很配合。

"马爷爷，您现在伤口应该不怎么疼了吧，每天还是要下来走动走动哦。"医生回到病床前劝解道。

马爷爷很不理解："我动完手术不是应该要躺着养病，身体才好得快吗？这动一动好不容易长的肉不又动没了？我家亲戚说了我70岁了，又开了大刀，得躺满100天呢！"

"马爷爷，不是让您剧烈运动，是每天要有适量的运动，不然会得肌肉减少症的。"

"真的吗？肌肉减少症是什么？"马爷爷有点将信将疑。

讲解

肌肉减少症是指进行性、广泛性的骨骼肌质量及力量下降，由此导

致的身体残疾、生活质量下降甚至死亡等不良后果的综合征，严重地降低患者的生活质量，需要及早干预。值得注意的是，随着年龄的增加，肌肉也会减少，功能发生退化及障碍。因此，肌肉减少症多在老年人群中发生。

肿瘤患者多为中老年人，且容易发生营养不良，是肌肉减少症的高危人群。肌肉减少症的诊断标准：① 骨骼肌肌量减少：参照四肢骨骼肌指数，符合肌肉减少症标准；② 骨骼肌肌力下降：非利手握力 < 40 kg（男性），< 30 kg（女性）；③ 肢体及躯干运动能力下降：步速 < 0.8 m/s。

肌肉减少症更多的是对骨骼和关节造成影响，因此，应加强肌肉锻炼和增加肌肉量，需要做到如下几点。

（1）加强营养，避免纯素食，要增加蛋白质和维生素的摄入，可以预防并缓解肌肉减少。

（2）经常运动，对于肌肉整体功能的保持以及延缓衰老有着显著的作用，采取适当的抗阻训练可提高肌肉力量，建议走出户外运动起来，每日运动半小时为宜；家务劳动也是一种很好的锻炼方式，在力所能及的条件下可以拖地、扫地、擦灰等。如果家里有运动器材，也可进行抗阻训练比如骑车，经过运动肌肉及其功能可以得到明显改善，在一定程度上预防了跌倒和运动能力减退的发生。

（3）药物治疗，目前还没有以肌肉减少症为适应证的药物，临床上治疗其他疾病的部分药物可能使肌肉获益，进而扩展用于肌肉减少症。包括同化激素（睾酮）、活性维生素 D、β肾上腺能受体激动剂、血管紧张素转换酶抑制剂、生长激素等。

综上所述，肌肉减少症的治疗，以加强营养避免营养不良、加强运动锻炼为主要的干预措施。如果像上文中的老年患者马爷爷那样在床上躺那么长时间，反而会患上肌肉减少症。

再喂养综合证是怎么回事

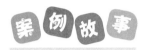

"医生，为什么还不给我爸挂营养针？他得病之后整个人都瘦了好几圈了！"25床刘大爷的儿子情绪激动地追到医生办公室问医生。

"刘大爷之前因为胃疼不肯多吃东西，长期处于饥饿状态，再加上前几天刚做了胃癌手术，现在不能突然补充营养物质，否则有发生再喂养综合征的风险。我们现在的措施是慢慢帮助刘大爷恢复营养摄入。"知道刘大爷情况看上去比较吓人，医生也不介意家属态度，耐心解释道。

刘大爷的儿子还是很担心："什么是再喂养综合征？那我爸多久才能恢复啊？"

再喂养综合征（RFS）是指机体经过长时间饥饿或营养不良，处于分解代谢状态，体内电解质、维生素贮备将近耗竭，当重新摄入营养物质时，尤其是短时间内输注大量葡萄糖溶液后，患者体内血糖浓度升高，胰岛素大量分泌，合成代谢迅速增强，钾、镁、磷和维生素的血清浓度出现明显下降，由此产生一系列的临床症候群，包括低磷血症、低钾血症、维生素缺乏、充血性心力衰竭、周围水肿等。其中，低磷血症是再喂养综合征的标志。

最早的报道是二战时期，纳粹集中营幸存者存在严重营养不良，当他们摄入高糖饮食后部分人群快速出现水肿、呼吸困难和致死性的心力衰竭。从某种程度上，可以认为患者的身体在长期饥饿状态下（即营养不良情况）存在一种病态的平衡，而此时给予高营养（特别是高糖分）的饮食后身体接收信号开始储存能量，而储存能量的同时必须要消耗掉体内各种营养素比如电解质、维生素，那么患者体内的各种营养素就进一步地降低，补充营养反而起到了反作用，于是患者出现RFS一系列症状。

RFS的发生率并不低，在接受营养治疗的癌症患者中，RFS发生率为24.5%，尤其是老年患者，进食不足的天数≥5天，就有可能发生RFS。

如何预防再喂养综合征？简单的十二字诀：先少后多，先慢后快，先盐后糖，逐步过渡。谨慎合理地限制再喂养早期阶段提供的热量和液体总量，避免过快增加每日热量摄入，在最初数周内对患者进行密切监测。因此，针对文中的刘大爷在重新开始再喂养时可以根据患者的状态，从5～10 kcal/（kg·d）开始，同时注意电解质和维生素的补充，逐步至正常。

小贴士

再喂养综合征的临床表现是电解质以及微生物浓度下降导致的一系列症候群，涉及多个系统，症状缺乏特异性，比如头晕、厌食、感觉异常、心律不齐、精神紧张、乏力等。如果肿瘤患者有长期营养不良的病史，在给予大量能量性溶液后出现上述症状时，需引起警惕。

恶病质应如何应对

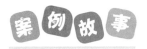

"医生，我妈的单子上今天怎么多了一条诊断，叫什么恶病质？要不要紧？是不是我妈病情加重了？"15床家属小刘拿着一张诊疗单冲进医生办公室。

"你来得正好，我们正要找你做个家属谈话。"医生说。

"家属谈话？恶病质很严重是吗？"医生话还没说完，就被紧张的小刘打断了。医生赶紧安抚他：

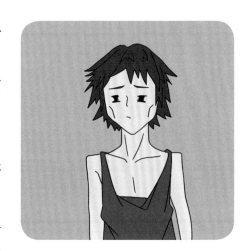

"你不要紧张，虽然恶病质确实是严重一些，但是我们发现得早，早期干预是可以避免恶病质发展的，除了医生的治疗方案，患者和家属的配合也非常重要。"

"真的吗？您快跟我说说需要怎么做！"小刘着急地问。

恶病质多由癌症和其他严重慢性病引起，可看作是由于全身许多脏器出现功能障碍所致的一种中毒状态，表现为极度消瘦，皮包骨头，形如骷髅，贫血，无力，完全卧床，生活不能自理，极度痛苦，全身衰竭等。

　　恶病质是涉及机体多个器官的疾病，对其治疗需要多种策略互补搭配。在治疗前需要对体重丢失（肌肉量及力量）、饮食摄入量（包括厌食情况）以及炎症状况进行全面评估。其中，进食状况尤为关键，这一方面能评估是否是摄入不足导致恶病质的发生，另一方面也可评估导致进食量减少的原因是疾病原因还是因为疼痛、抑郁状态。恶病质的早期表现为厌食/代谢改变，体重丢失不超过5%；恶病质期6个月内体重丢失 > 5%，或BMI < 18.5，或四肢骨骼肌指数符合肌肉减少症诊断指标，常常伴有炎症；恶病质难治期表现为对治疗无反应、分解代谢活跃，体重持续降低无法纠正。

　　对恶病质的早期发现和干预是防止其恶化的关键手段，治疗前推荐进行专业的量表评估（如PG-SGA）。在恶病质前期营养支持（如口服营养素补充、肠外营养、肠内营养等）不仅可以增加患者营养素和能量的摄入，改善其营养状况，还可以调节肿瘤患者的异常代谢。营养治疗的目标是满足肿瘤患者目标需要量的70%以上能量需求及100%蛋白质需求。其中，蛋白质的补充非常重要，如患者仍可正常进食则肉类、蛋白质、牛奶类富含蛋白质的食物是首选，如患者的进食已不能满足日常消耗或已无法进食，那么必须接受肠内营养以及肠外营养的治疗。某些特殊营养素的应用也可以改善恶病质如n-3多不饱和脂肪酸（包括DHA、EPA，鱼肝油中富含）的营养素，含抗氧化剂的营养素（超过日常剂量的维生素C、维生素E）等。目前，没有任何一种广泛接受的恶病质特异性治疗药物。尽管如此，有研究表明：孕酮、非甾体抗炎药（COX非特异性抑制剂如布洛芬，COX-2特异性抑制剂如塞来昔布）、沙利度胺（thalidomide）、n-3多不饱和脂肪酸（包括EPA）、左旋肉碱（L-carnitine）是恶病质临床治疗必备药物，堪称"五大金刚"。除药物干预外，恶病质的治疗还需要营养支持、体育锻炼等多种策略的辅助。

31 终末期患者的饮食营养对策

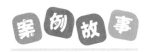

患者女性，35岁，4个月前诊断胃癌（胃窦小弯至胃角处，印戒细胞癌），行全胃切除+食管空肠吻合术。后续出现肝转移、腹腔盆腔多发转移、癌性腹水，本次入院评估处于终末期临终阶段，管床医生请消化科与营养科会诊，消化科建议行鼻胃管营养，营养师为患者制订营养方案。

家属说道："医生，我们问过她了，她不想插管，还是希望经口进食，我们决定还是尊重她本人的意愿吧。"

终末期是指处于疾病快速进展期，预计生存期2～3个月，同时存在系统性炎症［C反应蛋白（CRP）≥ 10 mg/dl］和/或ECOG体能状态评分等级≥3级的患者。终末期肿瘤患者的营养治疗是一个复杂、涉及伦理和情感的问题，应组成由肿瘤、营养、心理和姑息治疗等方面的专家组成的多学科团队，对患者进行全面评估（包括患者的病情、预期生存时间，同时考虑患者及家属的心理、期望、宗教习俗），向患者家属解释清楚姑息支持的目标及营养支持的利与弊，以制订个体化的止疼、营养、心理、临终关怀等姑息支持方案。最适宜的方式是经口给予可耐受饮食，并给予适当的心理支持。

积极的营养支持虽可能延长生命，但对抗癌治疗无效的患者，并无实际益处。此时，提高患者进食的愉悦感，较计算给予多少营养素更重要。因此，依患者进食情形与意愿，选择好适当的进餐时间点、餐次与食物量，是对终末期患者最好的营养照护。

尤其在生命的最后几周和几天中，肠内（管饲）和肠外营养支持并无意义，因其不会给患者带来任何功能或舒适方面的改善。当患者接近生命终点时，已不需要给予任何形式的营养治疗，营养支持仅仅需要提供少量的水和食物以减少饥饿感，以使患者感到舒适为目的。

阅 读 笔 记

三、营养治疗

肿瘤患者在治疗过程中，特别是在放化疗、手术过程中会产生较多不良反应。同时，肿瘤患者往往又伴随着众多的合并症。这些不良反应和合并症的存在，严重影响肿瘤患者的饮食营养状况，加剧甚至恶化肿瘤患者在治疗过程中的营养不良状况，拖累了肿瘤治疗的疗效。

因此，正在治疗中的肿瘤患者和家人应该随时注意自身的不良反应及合并症的情况，及时向医生反映，寻求适当的营养治疗，以促进治疗疗效的提高。

32　食欲不振不想吃饭有对策

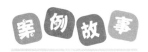

患者女性，65岁，2021年初出现了鼻塞症状，当时并没有在意，在其他医院一直按照鼻炎治疗。治疗后不见好转，甚至出现听力减退、面部麻木、颈部肿胀等症状，再到医院检查时确诊为鼻咽癌。医院经过多学科会诊，制订了精准的治疗方案，给予根治性调强放疗和4周期化疗，疗效不错。只是病人在放化疗过程中出现了明显的食欲不振现象，让人揪心，不知在饮食调理上有什么好办法吗？

肿瘤治疗过程中许多因素会抑制患者的食欲，导致患者食欲不振，如放化疗导致的恶心、呕吐，对癌症的恐惧造成情绪低落、烦恼等。要克服这一困难，除了患者自身，还需要家人、朋友和医生的共同协助。医生可以给患者服用一些开胃的中药或促消化的西药以增进食欲。患者和家属也可以采用以下一些方法，能帮助患者恢复食欲。

（1）少量多餐，可不依照三餐的固定时间进食，建议每日6～8餐。

（2）餐前可先适当进行一些舒缓的运动，如散步、瑜伽等，可促进肠道蠕动。

（3）准备几样开胃小食，最好是自己平时爱吃的食物，可增进食欲。

（4）保持愉悦的心情和舒心的就餐环境，如听听轻松的音乐、准备漂亮的餐具和舒适的座椅。

（5）可选用不同的调味料，让食物的味道更加丰富。

小贴士

可在两餐之间准备一些小点心来补充热量，改善口味，如银耳百合汤、山楂莲子羹等。

阅读笔记

33 出现吞咽困难要这样做

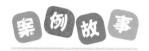

居委会的张主任，一位热心的老大姐，与小区的居民们关系非常好。听说她患了上消化道恶性肿瘤，小区内很多要好的姐妹们经常去看她。最近听小区内的姐妹们都在传，说张主任现在出现吞咽困难了，还要治疗呢，吃不进饭，那可咋办啊？

吞咽困难最常见于食管癌患者，在放化疗期间症状可能会因为局部水肿而加重。出现吞咽困难，要先找自己的主诊医生，判断食管的梗阻程度。如果还能吃得下东西或者喝得下水，属于不完全性梗阻；如果是连水都喝不下了，那就属于完全性梗阻。完全性梗阻患者无法经口进行肠内营养补充，需要考虑放置营养管（胃/小肠管）或肠外营养了。但临床上更多见的是不完全性梗阻，这时候就需要患者调整自己的饮食方案了，以下着重来讲讲有哪些饮食策略可参考。

在吞咽困难情况下，患者面临的难题主要有两方面，一是摄入的营养不足，二是食物无法正常进入胃肠，导致误吸或气道阻塞。因此，在食物的选择上既要保证患者营养的供应，也要注意营养补充形式。

（1）清流质饮食：米汤、面汤、软饮料、西米露、水果汁、蔬菜汁等；必要时请咨询营养师，添加口服营养素。

（2）浓流质饮食：米糊、面糊、奶昔等；用搅拌机或料理机将食物加工成糊状；使用淀粉、面粉、婴儿米糊等增加流质食物的稠度。

饮食原则：

高热量高蛋白的食物；

软食、半流质食物或流质食物；

少量多次，不宜一次性进食大量食物，建议每日6～8餐。

阅 读 笔 记

34 恶心呕吐巧处理

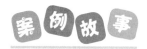

邻居单大姐患肺癌后一直坚持化疗，平日内经常出现恶心、呕吐的现象，说现在看到化疗药都干呕，日常饮食都受影响了。她想问问医生，针对恶心、呕吐，在饮食调理上有没有什么好办法？

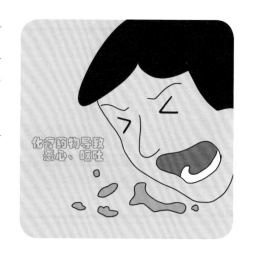

化疗药物导致恶心、呕吐

75%以上的化疗患者都会出现不同程度的恶心呕吐，严重的恶心呕吐可导致电解质平衡失调、免疫降低、营养不良、精神紧张焦虑。按照发生时间，化疗导致的恶心呕吐通常可以分为急性、延迟性等类型。

急性恶心呕吐一般发生在给药数分钟至数小时，但多在24小时内缓解。

延迟性恶心呕吐多在化疗24小时之后发生，常见于某些特定的化疗药物，可持续数天。此类反应发生晚、持续时间较长、症状相对较轻。

此外，还有些患者由于对于化疗有较大的恐惧，或既往化疗出现严重恶心呕吐也会出现心因性的恶心呕吐症状，表现为化疗前即出现相应症状。

恶心、呕吐主要以预防为主，医生会根据化疗药物催吐风险，结合患者情况，个体化地制订止吐用药方案。患者需要根据医嘱按时使用止吐药，即使当日未出现呕吐也不宜擅自停用止吐药物。

在用药当日避免空腹，可选择少量、多餐的方式，清淡、少油腻辛辣的食物，不吃冰冷或过热的食物。不要单独进食太稀薄如粥、豆浆等易吐、易反酸的食物。

饭后坐在椅子上休息或适度散步，至少饭后2小时才能平躺。

一旦出现恶心感，患者诱导自己产生不会发生恶心的意念，建议患者深吸气、做吞咽动作，以减轻恶心症状。

对于心因性恶心呕吐患者，转移注意力、给予心理疏导以及使用一些抗焦虑的药物，均可取得较好的效果。

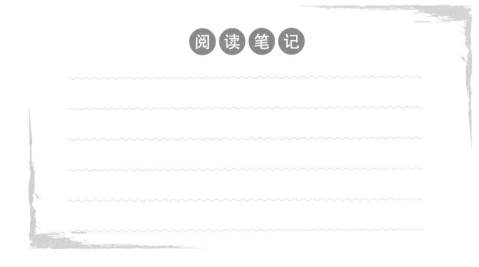

小贴士

过多补充高蛋白质、高油脂的食物，为了避免呕吐刻意不进食，都不是避免呕吐的科学方法，应该根据患者具体情况选择适宜吸收的食物，避免如甲鱼、螃蟹等容易加重胃肠负担的食物。

阅读笔记

腹泻怎么办

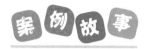

同事大刘是单位的电脑中心的主任，患有胃部肿瘤，经多学科治疗后疗效不错，但经常会感觉胃部不舒服并伴腹泻，生活质量大受影响。他一直想问针对肿瘤患者腹泻，在饮食调理上有什么好办法吗？

腹泻也是肿瘤患者化疗后最容易出现的不良反应之一，尤其常见于消化道肿瘤患者，长期腹泻会导致患者的营养状况不佳，不利于肿瘤患者的治疗。因此，居家期间需要注意排便的次数和颜色。排便次数多，即使粪便成形也应引起重视。

若腹泻次数超过3次/日或出现发热、脱水、腹痛等伴随症状，需及时就医。

平时的居家护理中的饮食结构也尤为重要。

（1）腹泻期间，建议少量多餐，进食清淡易消化的食物，避免油炸、油腻、辛辣的食物。

（2）由于腹泻造成水、电解质的丢失，在无特殊限制的情况下，每日水分的摄取应保持在2 000～3 000毫升，并可适量补充橙汁、葡萄汁、香蕉、杨桃等富含钾、钠等电解质的食物。

（3）可在进食流质食物时，搭配馒头、面包等固体食物，有效提高食物在胃中消化吸收的时间。

（4）调整适当体位：对于胃肠道术后或消化吸收不良的患者，建议用餐后平卧30分钟。

此外，患者可以酸奶代替牛奶，并可长期服用益生菌口服液，调节肠道菌群。需要注意的是，某些益生菌制剂需妥善存放于2～8℃冰箱内，避免益生菌死亡，保证药效。

医生建议使用药物止泻时，需要注意药物的服药时间，如使用吸附肠道气体、细菌、外毒素的吸附剂（常见为蒙脱石粉）保护肠道时，最好空腹服用，避免药粉包裹于食物外，造成肠道未被保护的现象。

36 便秘无小事

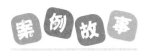

儿子的班主任陈老师患了结肠癌，经常出现便秘，有时需要到医院请医生处理，很痛苦。这次正好来医院做治疗，陈老师想好好问一问医生，针对肿瘤患者的便秘，在饮食调理上，到底有没有什么好办法能帮助解除痛苦？

肿瘤患者进食少、摄入水分不足、卧床、缺乏运动等，都会导致便秘；而某些化疗药物如长春碱类会导致控制肠蠕动的神经麻痹，也可能导致排便不畅。因此，50%的肿瘤患者都会发生便秘的症状。此外，止痛药、止吐药的主要不良反应也是导致便秘的原因。便秘可影响患者的胃口，影响营养摄入和吸收，长期便秘会对身体和精神带来困扰，影响生活质量。

良好的生活习惯是治疗便秘的关键。

首先，建议患者保证足够的水分，每日摄入2 000毫升的水分。清晨起床后，饮用200毫升的温水，有助于刺激肠道蠕动。

其次，应保证合理的膳食，如无饮食或特殊检查前的进食忌口，可增加如芹菜、青菜、水果、豆类、全麦面包等富含膳食纤维的食物，促进肠道蠕动；口服麻油或石蜡油也可起到润肠通便的作用。

另外，适度的运动，包括扫地、擦桌子等简单家务活动，或在室外进行慢走运动，对促进肠蠕动也具有积极意义。

　　最后，建议选择相对固定的时间排便，餐后用双手紧贴腹部做从右向左的顺时针按摩，可帮助肠道被动或主动地有效活动，促进排便。

　　　　便秘有可能是肠蠕动减缓所致，也可能是出现其他的疾病。如果患者停止排气、排便伴有恶心呕吐，或停止排气、有少量稀便，都需要警惕肠梗阻的发生，建议尽快至医院就诊检查以明确诊断。

37 有口腔溃疡如何饮食调理

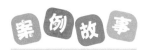

　　孙大叔患了肺癌，一直在坚持治疗，效果不错。不过最近遇上一件烦心事，嘴里长满小疮，一吃饭或菜就疼得受不了，总是断断续续地出现，很烦人。去医院问，医生说是叫口腔溃疡，要好好治疗。孙大叔就想问一下，在坚持治疗的同时，如何进行饮食调理呢？

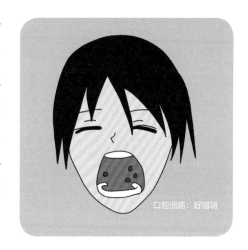

口腔溃疡：好痛哦

　　恶性肿瘤放化疗期间由于机体免疫力减弱，化疗药物及放射线的损伤等，很多患者会出现口腔溃疡，尤其是有鼻咽癌的患者，在放疗期间几乎都会受到口腔溃疡的困扰。那么作为病患来说，该怎么进行饮食调理呢？

　　首先，从心理上做好准备，要知道溃疡通常是能自愈的：一般如果是小的浅溃疡，2周内能够自己长好，也不会留下瘢痕；如果是比较大的深溃疡就比较麻烦，会很痛，而且要6周左右才能够长好，可能会在口腔黏膜上留下瘢痕。所以治疗要趁早！

　　其次，有一些小技巧可以促进口腔溃疡的恢复：① 用软毛牙刷刷牙，尽量选择不含十二烷基硫酸钠的牙膏；② 喝水时用吸管，尽量喝凉的水；③ 吃软食，避免刺激性食物；④ 定期找医生查看口腔情况；⑤ 保证充足均衡的营养。

　　当然，主诊医生也会采用一些药物进行治疗，如：① 抗菌漱口液；② 止痛漱口液、软膏或喷剂；③ 皮质类固醇锭剂等。

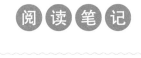

口腔溃疡的饮食宜忌表

宜	柔软的食物，如土豆泥、软蛋糕、酸奶、蛋羹、奶油浓汤等
	温凉的食物，如水果、冰棒等
忌	太咸、酸、辣的食物
	质地坚硬的食物，如硬饼干、馒头干、坚果、薯条等
	烟、酒、咖啡等
	刺激性香料，如胡椒粉、咖喱粉、辣椒等

阅 读 笔 记

38　贫血不要慌

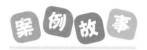

"医生，您好！您看，这是我的化验报告！"忙碌的诊室内，一位医生正在紧张地看门诊，一位女患者着急慌张地走了进来。

"哦，王姐，您这是有贫血了哦，这对您的肺癌治疗会有影响的。这次您要好好注意饮食调理哦。"这位医生严肃地对这位女患者说。

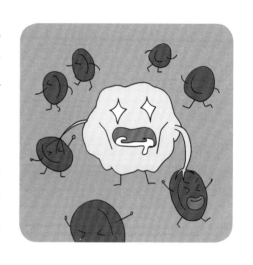

贫血是肿瘤患者治疗过程中的副作用之一，通常有疲劳、头晕、没有精神等症状。轻、中、重度贫血对患者的生活质量、体能状态、精神状态均有影响。

癌症相关性贫血发生的原因有以下几点：① 营养不良性贫血：体内铁、维生素B_{12}、叶酸缺乏引起的贫血；② 癌症引起的急慢性出血、溶血很少见，主要发生于淋巴瘤患者或药物引起的溶血；③ 放化疗通常对骨髓有一定的抑制作用；④ 炎症介导内源性促红细胞生成素分泌减少。

不同原因引起的贫血，可采取相对应的方法。针对铁缺乏引起的缺铁性贫血，在饮食中要注意以下几点。

（1）均衡饮食，保证摄取足够能量的基础上，增加优质蛋白质的摄入，如肉类、水产品、蛋类及豆制品等。

（2）选择一些含铁丰富的食物，如瘦肉末、动物内脏、血制品、香菇、海带、木耳等菌类。午餐或晚餐时可以添加一个由动物肝脏、血豆腐等原料制作的菜肴。

（3）维生素C能促进铁的吸收，烹调时应多选择含维生素C丰富的蔬菜。同时避免摄入影响铁吸收的因素如浓茶、咖啡等。

（4）对失血过多的患者，不仅摄入含铁丰富的食物，还需要服用铁强化食品或铁剂。补充铁剂是治疗癌症相关性贫血的主要方法。

小贴士

因叶酸、维生素B$_{12}$缺乏引起的贫血，治疗方法包括口服补充叶酸或维生素B$_{12}$，饮食上注意选择富含叶酸和维生素B$_{12}$的食物。叶酸广泛存在于动植物性食物中，含量最多的是动物肝脏，其次有深绿叶蔬菜、麦胚、酵母、发酵制品（如腐乳、豆豉等）、菜花、柑橘、香蕉等。富含维生素B$_{12}$都是动物性食物，动物肝肾、肉类较多，奶类含量甚少，而植物性食物中基本上没有维生素B$_{12}$。因此，长期严格的素食易导致维生素B$_{12}$缺乏，进而引发贫血。

39 白细胞减少是怎么回事

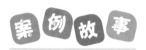

小区门口小卖部的售货员大刘在体检时发现患了淋巴癌，他很乐观，积极配合医生进行治疗。在治疗中发现，他经常会出现白细胞减少的现象，有时医生还要给他开升白细胞的药物，并建议他调整饮食。他没弄明白，也想问一下，肿瘤患者白细胞减少时在饮食营养方面要注意哪些问题？

的确像大刘这种情况的肿瘤患者比较多，所以有不少患者问，对于白细胞低下，患者除了药物在饮食上还要注意啥？

肿瘤患者白细胞数量减少的原因是多方面的。当白细胞减少时，患者的抵抗力下降，身体各个系统容易感染病毒和细菌。同时，白细胞减少也可限制化疗、放疗的进行，可以导致慢性炎症，进一步加重原发肿瘤。

（1）摄取足够热量，增加豆鱼肉蛋类食物摄取。建议蛋白质摄取量为（1.5～2）g/kg，以确保蛋白质足够。如60 kg体重的患者每天蛋白质的摄取量为90～120 g，饮食举例如下。主食：5两（250 g），奶300毫升，鸡蛋1～2个，肉鱼类200 g，豆类及豆制品50 g，坚果20 g，这样全天蛋白质摄入量90 g左右。

（2）食物要煮熟再吃，并且要注意制备时的卫生。

（3）不要饮用生水。

（4）注意食物新鲜度，未吃完的食物应尽快冷藏，再次食用吋要加热充分。

（5）水果：建议选用外皮完整的，清洗去皮后再食用。

阅 读 笔 记

血小板减少如何饮食调理

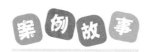

一位结肠癌肝转移的患者，正在做化疗，出现白细胞、血小板降低，家属很着急地说："我们也是想尽办法，花生衣每天2小把，中午还有鳝鱼骨髓汤，味道虽特别腥，反正听人说的，网上看的都试试。"患者家属的做法有没有效果呢？

实际上，家属照顾患者的心情可以理解，但是也要科学。日本的研究者确实做过一些研究，发现花生衣中的提取物可以促进血小板的形成，但仅此而已，至于多少浓度能够发挥作用，发挥怎样的作用都不知道，离临床应用还有十万八千里。

肿瘤患者在接受化疗或放疗时，多因骨髓造血功能被抑制而造成白细胞计数降低、贫血或血小板计数下降等不良反应。升血小板是一个复杂的过程，注射升血小板的药物起效都很慢，因此对于血小板计数下降的患者要注意饮食营养调理。

（1）保证均衡饮食，宜多选择富含优质蛋白、多种维生素和较多微量元素的蛋类、牛奶、水产品、瘦肉、豆类、新鲜蔬菜和水果等。

（2）饮食制作上尤其注意细且软，禁食坚硬及带骨、刺的食物。

（3）注意食品卫生及个人卫生。

电解质异常不要慌

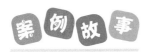

老邻居王阿姨自从患肺癌以后，肉、鱼等一点儿也不敢吃了，坚持粗茶淡饭，平时水也喝得很少，慢慢地一天天不舒服起来，只好去医院看医生。医生在门诊时告诉她，她的肺癌治疗得挺好的，只是体内电解质异常，给她调整了降血压药，并让她注意调整饮食。医生说了半天，她一句也没听进去，到底电解质异常如何注意调整饮食呢？

电解质包括我们在生化检查单上可以看到的钾、钠、氯、钙、镁、磷等，大家可以在检查单上自己找找它们的位置。首先需要说明的是，这些都是我们身体需要的营养物质，但是过犹不及，只有适量才能发挥它们正常的作用，过高或者过低都会给我们的身体带来不利的影响，所以不能盲目补充。下面我们分别讲讲常见的几种电解质异常的饮食营养对策。

（1）钾：血钾过高，会抑制骨骼肌和心肌的正常工作，严重者可诱发心搏骤停，必须紧急救治。低钾血症是指血清钾浓度低于 3.5 mmol/L，大多由于饮食摄入不足或胃肠道丢失钾；有些疾病也会引起血钾的下降，比如：低钾血症型周期性瘫痪、肾脏疾病、甲状腺功能亢进等；有些药物有引起低钾血症的可能，如甘草类制剂、精神类药物等。出现低钾血症，首先是寻找病因，如果与药物相关，一定要调整药物的使用，如果是和饮食相关，可以多补充富含钾的食物，比如新鲜黄绿色蔬菜水果、各类豆和豆制品、水产品等。

（2）钠：高钠血症多是由于疾病导致的，所以几乎不能通过饮食来调节。低钠血症是指血清钠浓度低于135 mmol/L。大多数低钠血症的患者不出现明显的症状，只在化验时发现。当血钠下降程度加剧时，可能会出现恶心不适、头痛、乏力、感觉迟钝等，严重者甚至出现抽搐、昏迷。首先也是要寻找病因，其次可以通过食盐来补充钠盐，严重的情况下，可以输注浓的生理盐水来进行补充。

（3）钙：低钙血症简单来说是血清钙低于2.13 mmol/L，会出现口周感觉异常、肌肉痉挛及癫痫发作等，严重者还会引起精神异常和心电图的异常。治疗上，可以补充钙剂，使血钙升至正常或接近正常范围。对于伴有甲状旁腺功能减退的患者，要同时补充维生素D。

（4）还要预防和治疗低镁血症、碱中毒和高磷血症等可能出现的合并症。食补可以采用的食物包括芝麻、虾皮、牛奶和奶酪、海产品等。

阅 读 笔 记

42 肝功能一直异常要注意哪些饮食营养问题

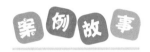

笔者中学时的一位刘姓同学45岁了，在体检中发现患了肝癌，正在积极配合治疗。因为是肝癌，刘同学的肝功能一直不好，他想问一下，像他这样肝功能异常的癌症患者在饮食营养方面要注意什么呢？

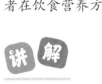

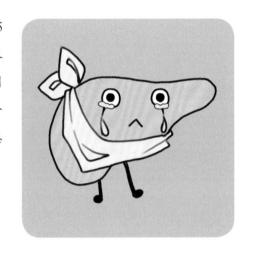

肿瘤患者中，由于长久服药和情志不舒，多伴有肝功能异常。为了更好地配合治疗，肝功能异常的肿瘤患者的饮食，建议以清淡、易消化、易吸收食物为主。

每天吃3～4种维生素C含量丰富的食物，如柑橘类水果、马铃薯、椰菜、花椰菜、草莓、番木瓜和深绿色多叶蔬菜等，还可以多选用食用菌类食品如木耳、香菇、蘑菇等，可提高免疫力。

可以适当多吃南瓜，因为南瓜能够消除亚硝胺在身体里面的致突变作用，南瓜含有大量的果胶能够清除体内的部分农药以及重金属，可以增强肝细胞和肾细胞的再生以及修复能力。

适当食用蜂蜜，因为蜂蜜里面含有的葡萄糖容易被肝细胞所吸收，而且还能够促进组织的新陈代谢以及蛋白质的合成，能够增强人体抗感染的能力以及抵抗力，具有护肝和养肝的功效，并且还能够促进肝细胞的再生，抑制了脂肪肝的形成。

平时多饮水，可补充体液，增强血液循环，促进新陈代谢，减少代谢产物和毒素对肝脏的损害。

注意蛋白质、微量元素摄取充足。及时补充蛋白质、微量元素类食物，不仅可及时为患者提供所必需的营养与能量，而且可以提升肝细胞的再生与修复功能、增强人体抗病能力，这对患者的康复是极为有益的。

小贴士

如果肝功能已经严重异常到失代偿的阶段，也就是可能已经出现腹水、门脉高压的情况下，在饮食上就更要注意了，特别是不能吃特别硬的、难以消化的食物，一方面避免加重消化系统的负担，另一方面也避免胃底静脉曲张破裂导致消化道大出血等急症发生。

43 肾功能异常不要忽视营养科门诊

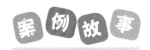

小区业委会的主任郑大爷最近一段时间没见了，问了别人才知道他患肾癌了。听说他一直在吃中药，治疗效果还不错。就是医生一直说他肾功能异常，要注意饮食，给了他很多建议。他忘性大，所以想问清楚像他这样的肾功能异常患者如何注意饮食营养呢？

肾癌患者一般多会表现出肾功能异常，一是药物的副作用，有些药物有肾毒性，一般是可逆的，通过合理的饮食及护肾治疗，大多能恢复正常；二是疾病进展侵犯了肾及周围组织，通过对症处理如解除梗阻等，也可以得到全部或部分缓解。

一般而言，肾功能异常的肿瘤患者，最好去医院营养科就诊以获得个体化膳食安排和相应的营养教育，在营养科医生等专家的指导下，选择多样化、营养合理的食物，既能保证营养需要，又能防治肾功能异常。

（1）坚持进食，保证充足的能量供给，维持正常体重。主食采用一半米面谷类、一半高淀粉食物，包括马铃薯、白薯、藕、荸荠、澄粉、山药、芋头、南瓜、红薯粉丝、粉条、藕粉、菱角粉等。也可用高淀粉类食品代替部分一日三餐的主食，少吃或不吃杂粮豆。烹调油用量可达40 g。

（2）选择优质低蛋白、高钙、低磷饮食：选用动物蛋白为主，鸡蛋、瘦肉、鱼含蛋白质15%～20%，为保护肾脏功能，一般每天2～4两（100～200 g），每天喝奶300 ml左右，低蛋白饮食可降低磷的摄入量，缓解肾功能衰竭的进程。蛋白质食物含磷高，注意少吃动物内脏和蛋黄，鸡、鸭、鱼、肉需要水煮后再烹调。少食坚果、少喝高汤。如有低蛋白血症，可适量补充优质且含磷低的、浓度70%以上乳清蛋白粉20～30 g。适量补充无磷钙剂如碳酸钙、乳酸钙，保证每天300～500 mg元素钙的摄入量。需要说明的是，如果是透析患者，应请教医生，适当增加高蛋白食物摄入量。

（3）注意选择适量蔬菜、水果，以补充B族维生素、维生素C和膳食纤维。如果还伴有高血钾，应慎选水果、马铃薯及其淀粉、绿叶蔬菜等，少喝菜汤或不喝菜汤。口味要淡，限盐及少量饮水。同时建议适量服用复合维生素B和维生素C。不宜随意补充矿物质，如果需要，应选择无磷的、低钾的营养品。

小贴士

　　肾功能异常有时与高尿酸血症有关，要减少动物肝脏、鱼虾蟹贝类、浓肉汤等高嘌呤食物的摄入，控制酒和汽水等饮料的量，多进食新鲜蔬菜，多喝水。

44 合并糖尿病更要注意饮食控糖

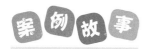

王大妈今年41岁了，5年前做了胰腺肿瘤手术，从那以后血糖一直控制得不太好。这不，又因为频繁低血糖和高血糖交替发作而住院治疗了。这次入院后，医生发现王大妈还有消化吸收不良症状，整体营养状况差，有贫血。于是，管床医生就帮她请了营养科医生会诊。

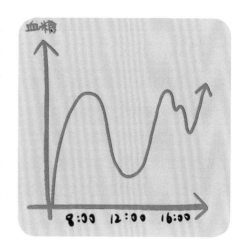

"医生，我现在血糖像过山车，一会儿低血糖，一会儿高血糖，我都不敢吃东西了。"王大妈愁眉苦脸地抱怨，"进食后又会有呕吐，真是太难了。"

营养科医生针对王大妈的情况，与她的主管医生沟通后，制订了一个简单的饮食调理方案，措施包括鼓励患者少量多餐，定时定量，均衡饮食；经膳食摄入不足部分通过口服糖尿病型肠内营养制剂来补充；密切监测血糖，根据患者血糖及饮食情况调整餐前胰岛素治疗等。经过一段时间调整，王大妈的血糖控制较前明显稳定多了。

糖尿病和肿瘤是相互关联的两种疾病，糖尿病可能会增加某些肿瘤的发病风险。同时，一些肿瘤及抗肿瘤治疗也会对血糖造成影响，如胰腺癌及胰腺手术可能导致继发性糖尿病，激素类药物或化疗药物也可导致药物性糖尿病或暂时性血糖升高。血糖控制不好的患者免疫力低、易发生感染，也会对伤口愈合、放化疗的耐受等造成不良影响。因此，肿瘤患者合并糖尿病时，不应忽视通过饮食营养调理，使血糖控制在较好的范围，避免血糖异常升高或波动较大。

肿瘤合并高血糖患者的饮食原则如下。

（1）总量控制的基础上，饮食均衡、多样、适量。

（2）适量高蛋白质饮食：适量增加富含优质蛋白质的蛋、奶、瘦肉及大豆类食物。多选用鱼肉、禽肉等白肉，少选择红肉（猪肉、牛肉、羊肉）及加工肉类。

（3）适量限制主食，在胃肠道功能正常的情况下，选择适量的低血糖生成指数的粗杂粮，如玉米、燕麦、荞麦等，粗细搭配。少食用精白米、精白面等，尽量少吃或不吃添加糖较多的食物，如含糖饮料、甜点心等。

（4）多选用高维生素及高膳食纤维饮食：适量增加各种新鲜蔬菜和菌类，如菠菜、甘蓝、油菜、青菜、扁豆及各种菌菇等，血糖控制稳定的情况下，可以适量选择低血糖生成指数的水果。

（5）少量多餐，定时定量。

（6）治疗营养不良：对于合并营养不良的肿瘤患者，不仅不能限食，可能还需要增加营养素的摄入，如口服糖尿病型特殊医学配方制剂，并根据饮食量及血糖监测值相应地调整降糖药或胰岛素的用量。

小贴士

肿瘤合并糖尿病患者往往需要多学科协同照护，以及患者的自我管理。患者结合自己的饮食日记、血糖监测情况及降糖治疗方案等，更好地管理血糖，并确保可供每次门诊随访时参考。

合并糖尿病患者用餐指南

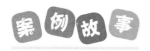

王大妈住院血糖控制得不错，马上就要出院，王大妈又焦虑起来了。在营养门诊随访时，她有些着急地问："医生，我明天就要出院了，回去以后该如何选择食物？有什么血糖控制技巧吗？"医生说："您别说，还真的有一些患者自己可以实施的小技巧呢！"

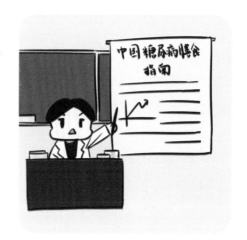

2017年5月中国营养学会推出的《中国糖尿病膳食指南》针对糖尿病患者疑惑的饮食问题，诸如到底能不能吃水果、日常进食顺序有何讲究、能喝哪些饮料等，给出了权威建议，肿瘤合并糖尿病患者结合自身疾病情况，在日常饮食中可以引为参考。

（1）吃、动两平衡，合理用药，控制血糖，达到或维持健康体重。

（2）主食定量，粗细搭配，全谷物、杂豆类占1/3。

（3）水果适量，多吃蔬菜，种类、颜色要多样，深色蔬菜占一半以上。

（4）常吃鱼禽、蛋类和畜肉适量，限食加工肉类，同时减少肥肉摄入。

（5）奶类豆类天天有，零食加餐合理选择。

（6）清淡饮食，足量饮水，戒烟禁酒。

（7）定时定量，细嚼慢咽，注意进餐顺序。

（8）注重自我管理，定期接受个体化营养指导。

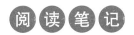

小贴士

肿瘤患者应了解，预防低血糖的发生比将血糖控制在正常范围更重要。如果进食严重不足，一定要注意预防低血糖的发生，少量多餐，可遵医嘱口服补充医学用途配方食品。

对于肿瘤合并糖尿病的超重或肥胖的患者而言，在治疗期间不要进行减重行为，在治疗结束后可以在营养师的指导下进行有计划的减重行动。

阅 读 笔 记

合并心脏病饮食营养建议

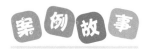

　　75岁的陈大爷，刚刚确诊了肺癌，化疗前突然发现合并缺血性心肌病。真是屋漏更遭连夜雨，船迟又遇打头风。医院肿瘤心脏病学多学科团队综合评估陈大爷的情况后，给出及时的治疗方案，抗肿瘤治疗的过程中没有发现不良心血管事件。可是低盐饮食后，陈大爷觉得吃饭不香了，来我们肿瘤营养门诊咨询："医生，为什么倒霉的事情都发生在我身上，真是祸不单行啊！""我该怎么吃呀，烟也不好抽喽。"陈大爷一脸愁容！

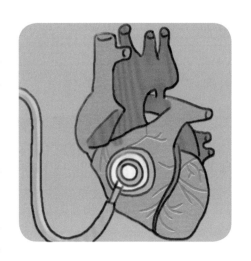

　　恶性肿瘤和心血管疾病是目前全球疾病负担最重的两类疾病，两者合并出现的情况在临床日趋常见。一方面，肿瘤治疗手段如化疗、放疗、免疫治疗等，给肿瘤治疗带来希望的同时，往往伴随着潜在的心脏毒性。另一方面，随着老龄化社会来临，在原有心血管病基础上新发肿瘤成为常见现象。而且，心血管病和恶性肿瘤这一对"黑白双煞"往往具有不少共同的发病因素，比如吸烟、不良饮食习惯、抑郁情绪等。这种情况下，医生或营养师需要权衡每种疾病的轻重缓急来给患者提出营养建议。同时，需要患者能持之以恒、系统地重新规划生活，养成健康的生活方式，有益于心脏保健的饮食与降低癌症风险的饮食常常是一致的。

结合地中海饮食、预防高血压饮食要求及我国饮食习惯，我们给予推荐建议如下。

（1）食物的选择要均衡、多样、适量。

（2）每天适量的谷类食物摄入，在胃肠道功能允许的情况下，注意粗细搭配。

（3）常吃鱼禽、蛋类和畜肉适量，限食加工肉类；每周吃两次鱼或者禽类等低脂高蛋白的白肉类食品，鸡蛋一周不多于7个，烹饪方式不限（也有建议不多于4个）。

（4）适量吃一些低脂或脱脂的牛奶、酸奶及奶酪；适量的豆制品及坚果。

（5）多吃蔬菜、水果和其他植物性食物，种类、颜色要多样；用新鲜水果代替甜品、甜食、蜂蜜、糕点类食品。

（6）食物简单加工，选用当地、应季的新鲜蔬果作为食材，减少烹饪过程中维生素及抗氧化剂的损失。

（7）少油少盐，控糖限酒，烹调使用植物油，控制糖的摄入，减少使用富含饱和脂肪酸的动物油（肥肉、猪油、牛油、羊油等，植物中的椰子油、棕榈油）以及各种人造黄油。

除平衡膳食之外，地中海饮食还强调适量，同时主张健康的生活方式，乐观的生活态度，每天坚持运动。

肿瘤治疗期间，心脏病管理建议如下。

（1）远离烟草，避免酒精摄入。

（2）合理膳食，如地中海饮食或预防高血压饮食。

（3）规律运动，达到并保持健康体重（在医生评估和指导下积极且适度地活动，治疗结束后可以在营养师的指导下进行有计划的减重运动）。

（4）健康监测，了解血压变化并控制其正常值，加强血糖监测及管理。

（5）定期体检，及时发现问题；肿瘤治疗前、治疗期间及治疗后的时间里定期复查。

（6）做好心理健康监测，有效管理压力。

（7）定期复诊并遵从医嘱。

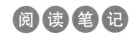

合并感染怎么吃

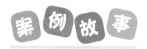

68岁的宋大爷坐着轮椅来到门诊，侃侃而谈他的疾病史和治疗史。年前发现食管癌，做了手术后，出现颈部吻合口瘘，继发了胸腔感染，现在经过积极的处理，感染好多了。之前因为吻合口瘘，不能经口直接进食，行肠内联合肠外营养支持治疗，之后调整为阶段性肠内营养治疗。整个过程还是比较

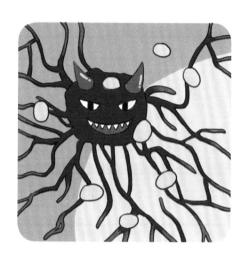

顺利的，没有出现营养不良，体重还比之前略有增加。现在，随着情况的一步步好转，逐步放开至正常饮食。

宋大爷的疑问也随之而来了："医生，现在刚刚开始可以喝点东西了，心理感觉压力很大呢！可以吃些啥？要注意些什么呢？"

临床上，肿瘤患者因疾病或机体免疫能力相对较差、抵抗力差，患者出现感染的可能性要明显更高，一旦出现合并感染，会在很大程度上增加患者的痛苦，增加患者的死亡风险，从而对患者的生命安全造成威胁。因此，对于肿瘤合并感染的患者在规范治疗的同时需要给予必要

的营养支持：应根据患者的情况，可选择肠外营养（"静脉吃饭"）、肠内营养（"管子吃饭"）、经口自然膳食（包括流质、半流质、软食及普食），或上述各方式的综合使用，以期达到最佳营养支持效果。

（1）均衡多样，给予高能量、高蛋白、富含维生素和矿物质的膳食。根据感染的程度可适当增加能量供给。

（2）少食多餐，以流质或半流质食物为主，逐步过渡到软食、普食。

（3）食物的选择和制作过程应确保新鲜、卫生及无微生物存在，避免再次感染并强化免疫力。

（4）保持手卫生，保持口腔清洁，餐厨用具清洁；生熟分开，避免交叉感染；彻底加热食物，尤其是肉蛋类；吃不完时迅速冷藏食物，常温放置食物不超过1小时。

（5）宜选清淡易消化的食物，禁止食用辛辣等具有刺激性的食物，戒烟忌酒。食物尽量细软易吞咽，可以采取切丝、切丁、剁碎、煮烂、搅拌，以及勾芡、打成泥状或汁等方式，富有变化地调整饮食。

（6）加强护理，尤其是患者的心理护理，保持乐观心境，顺利度过感染期，完成治疗。

小贴士

　　肠外营养一般宜用最初几天，特别是出现肠功能衰竭和/或肠瘘、肠梗阻、弥漫性腹膜炎、急性胰腺炎、胆囊炎等情况时，在患者胃肠道可以耐受，感染得到有效控制，水、电解质紊乱得到纠正后，应及时转换为肠内营养，最终过渡到正常饮食。

四、营养误区

肿瘤患者不重视饮食营养，或盲目忌口，都不是科学的做法。

患了肿瘤，特别是各种治疗措施一起上以后，饮食营养就成了问题。特别是一些肿瘤需要特别注意饮食，一些肿瘤患者及其家属就弄不清楚了。

肿瘤患者需要忌口吗？"发物"到底能不能吃？甲状腺癌能不能吃加碘盐？蛋白粉能不能吃……

目前社会上流传着一些关于肿瘤患者如何饮食的错误说法和做法，有的还很有市场。实际上，民间口耳相传的忌口、发物之说，随着社会经济和科技的发展，已不合时宜，成为误区。因此有必要进行甄别和纠正。

48 患了肿瘤需要忌口吗

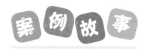

梁婆婆患宫颈癌，经过1年的放射治疗后，检查证实癌症已得到了根治。不过，她一直面色苍白、全身乏力、失眠，整天担心宫颈癌复发。到医院反复检查多次，肿瘤并无复发迹象，但医生认为她营养不良。仔细询问后发现，梁婆婆因担心疾病复发，一直严格忌口，患病后除排骨汤、米饭、萝卜、白

菜、盐和水之外，什么都不敢吃，甚至连肉汤也只喝汤不吃肉。

忌口，是肿瘤患者在治疗中经常提出的问题。肿瘤患者是否必须忌口，历来看法不同，中医和西医之间有争论，中医之间也有争论。同样是忌口，哪些食物要忌口，也是意见相悖。

在以前的很长一段时期内，中医的忌口主要是针对"热病"而言的。热病一般是指急性传染病、炎症性疾病和许多有发热症状的疾病，这些疾病需要忌口是与当时缺乏有效的治疗手段有关。现在，这些疾病已经有了许多有效的抗生素，故对这类疾病不再强调忌口。

还有很多忌口是与过敏性疾病有关，如哮喘、荨麻疹、过敏性皮炎等，患有这些疾病确实不能吃会引发过敏的食物。但是，肿瘤既非过敏性疾病，也非传统意义上的疮疡肿毒，所以肿瘤并不属于需要严格忌口的疾病。

事实上，成千上万的肿瘤患者，有许多已不是早期，手术或放化疗后并未忌口，在食谱中鸡、鱼、虾、海鲜也未禁绝，有的还吃羊肉、兔肉、狗肉、牛肉，均未见因此而复发。

在临床实践中，并没有因忌口不严，导致病情复发、恶化的病例，将复发和转移归因于忌口不严是没有科学根据的。相反，有许多患者因为严格忌口导致食物种类严重受限，造成营养不均衡和营养不良，不能耐受放疗和化疗，使治疗被迫中断。

因此，肿瘤患者不应盲目忌口！对肿瘤患者来说，只要饮食结构合理，食物种类多样化就有益。很多医生都建议，肿瘤患者根据自身情况，忌口不宜太严，食谱不宜太窄，盲目忌口只能加重病情，得不偿失。

阅 读 笔 记

49 "发物"到底能不能吃

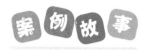

　　杜女士患乳腺癌已经有5年了，经过医院规范的治疗，目前没有复发和转移的征象。但是杜女士非常担心，如果一不小心吃了"发物"，会不会导致乳腺癌复发？有一次，在餐馆进行的家庭聚餐中，她吃了几个饺子，后来听家人说饺子馅里有海鲜，她就担心了好长时间，这些海鲜到底是不是发物？会不会导致她的乳腺癌出现复发或转移？

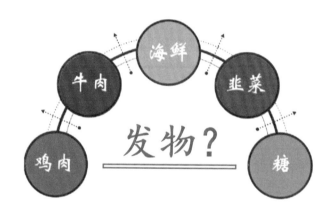

　　"发物"是一个典型的民间说法，在不同地区、不同经济状况、不同价值观念、不同民族、不同信仰、不同年龄之间都存在较大差异。"发物"的说法，不但没有得到现代医学的认可，在权威医学教科书和期刊杂志上，均找不到其确切的定义，一些中医学书里倒是有一些说

法。发物的说法在民间广泛流传，大概是古代人在观察能力落后、知识有限的情况下，没有能力找出疾病的病因，只能根据疾病发展的特征进行推断验证。

实际上，到底哪些食物属于"发物"，各地说法不一，各人说法也不同，甚至一人一个说法，而且常常互相矛盾。比如，有人说无鳞鱼是发物，但也有人说鲤鱼（有鳞）是发物，那鱼鳞和发物之间到底有什么关系呢？有人说老母鸡是发物，也有人说公鸡是发物，那是不是可以说鸡都是发物呢？有人说猪头肉、动物内脏是发物，也有人说不是。因为看不到主张这些说法的人到底有什么依据，所以我们根本无法分辨谁对谁错。

结果造成很多人"宁可信其有，不可信其无"，把上述所有的说法都照单全收且互相累加，形成一个长长的"发物"名单：鸡、鸡蛋、牛肉、牛奶、各种鱼虾等大部分动物性食物都赫然在列！人们惊奇地发现，如果把不同背景下癌症患者的禁忌食物都汇集在一起，癌症患者真没有什么可以吃的食物了。而且这些禁忌的"发物"，很多都是优质蛋白质主要来源的动物性食物，把这些食物都当作"发物"而禁食，结果造成患者营养状况日趋恶化，对治疗康复皆不利。

小贴士

中医说的"发物"，其实更多的是针对过敏而言的，而不是癌症。很多中医专家也认为不应该严格限制动物性食物，如羊肉、牛肉、鸡肉、鱼，肿瘤患者都可以吃的。鸡蛋、牛奶等食物也都是非常有营养的食物，肿瘤患者尤其在手术、放化疗后身体虚弱，应当吃这些来食物补养身体，增强体质和抗癌能力。

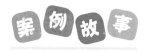 **患了肿瘤能吃鸡肉和鸡蛋吗**

　　老张刚做完结肠癌手术，医生嘱咐他要注意补充营养。他平常很喜欢吃鸡和鸡蛋的，可是今天下午来探视他的老同事坚定地说，肿瘤患者不能吃鸡和鸡蛋的。老张自己就纳闷了：鸡和鸡蛋都是很常见的食物，烹饪方法多样，味道也非常鲜美，怎么突然就不适合吃了呢？如果不吃鸡和鸡蛋，用鸭和鸭蛋代替，再怎么做，味道也不如鸡肉和鸡蛋来得香呀！鸡和鸡蛋到底能不能吃呢？老张打定主意，下次去门诊随访的时候，一定要问问主治医生。

　　很多患者或家属相信"鸡肉和鸡蛋都是发物，会导致肿瘤复发和转移"，这些认识一般来自病友、亲戚朋友或者网络，而且相对于专业医生的话，患者和家属似乎更愿意相信这些非正规途径得来的信息，越是流传广的，他们越是相信。

　　其实，这些说法完全没有证据。鸡肉和鸡蛋都是非常有营养的食物，是肿瘤患者，特别是营养不良的肿瘤患者最需要的食物之一。

　　研究表明，鸡肉的蛋白质中富含必需氨基酸，是优质蛋白质的来源，鸡肉与牛肉和猪肉比较，其蛋白质的质量更高，而脂肪含量更低。鸡蛋的营养更丰富，一个鸡蛋重约50克，含蛋白质7克、脂肪6克、30毫克钙、1.5毫克铁，720单位的维生素A。一个鸡蛋所含的维生素B_{12}几乎可满足人体一日所需。鸡蛋含有所有人体必需氨基酸，这些必需氨基酸的比例与人体需要量模式最接近，最适合人体利用，是最好的优质蛋白质来源。因此，鸡蛋蛋白质经常作为评价其他食物蛋白质质量的标准。

肿瘤患者尤其在手术、放化疗后，身体虚弱，应当吃些鸡肉和鸡蛋来补养身体，增强体质和抗癌能力。

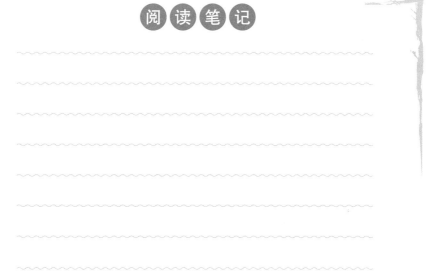

小贴士

还有一些人认为鸡是打激素催生长大的，乳腺癌患者不能吃，这其实也是一个误区。乳腺癌确实是雌激素依赖性肿瘤，其发生发展与体内雌激素水平密切相关。但是，养鸡场是不可能给鸡打激素的，成本太高，也无法操作。目前也没有证据表明吃鸡肉会提高人体雌激素的水平，乳腺癌患者适量吃鸡肉也是可以的。

阅 读 笔 记

51 可以"饿死"肿瘤吗

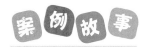

王女士家中有一位肿瘤患者，她变着花样为患者烹调各种食物，想方设法给患者增加营养。可是她又听说，肿瘤患者不能吃得太好，肿瘤患者吃得太有营养了，肿瘤细胞就长得快。要吃得少一点、素一点，这样才能将肿瘤细胞"饿死"。她就纳闷了，肿瘤细胞真能"饿死"吗？

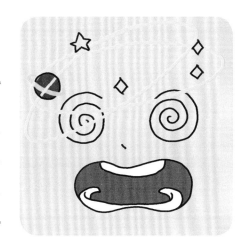

有些肿瘤患者可能有这样一种观念，就是营养越好，肿瘤生长得越快。他们担心日常饮食营养好了会促进肿瘤生长，从而减少营养摄入。更有甚者，希望通过"饥饿"疗法把肿瘤细胞"饿"死。殊不知，这样做的结果是肿瘤患者自己最终被"饿"死了。门诊中经常碰到很瘦的患者，以素食为主，很少吃肉和蛋之类的食物。还有很多肿瘤患者在去世前，往往瘦得皮包骨头，羸弱不堪。

实际上，肿瘤细胞的增长与患者摄入多少营养并无直接关系。癌细胞是一种恶性增殖的特殊细胞，不管患者吃不吃，癌细胞都在抢夺正常细胞的养分，即使患者已经患上营养不良，癌细胞都能照样增殖。饥饿只会让患者身体消耗得更快，加速疾病恶化。目前无证据显示人体增加营养会促使癌细胞增殖更快。不给营养，本来可以抵抗肿瘤的免疫细胞就不能发挥功能，而肿瘤细胞仍然会掠夺正常细胞的营养，结果饿死的只能是患者本人，而不是肿瘤细胞。

营养不良的人群更加容易患肿瘤，营养不良的肿瘤患者并发症更多、生活质量更低、临床预后更差、生存时间更短。目前肿瘤治疗的多项指南都认为，营养支持应该成为肿瘤患者的基本治疗措施。临床实践中，可以看到营养状况好的患者对抗肿瘤治疗的耐受性和预后，都明显要好于营养状况差、消瘦的患者。

小贴士

肿瘤的"饥饿疗法"确实是有的，这个概念已经提出几十年，但它指的是通过药物或其他方法来切断供给肿瘤组织营养的血管，从而"饿死"肿瘤，并非让患者挨饿。想通过减少进食来"饿死"肿瘤的想法缺少科学依据。

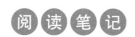

阅 读 笔 记

52　多喝汤就可补充营养吗

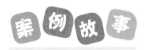

很多人都相信"营养都在汤里"，大多认为经过几个小时的熬煮后，食材中大部分的营养都已经进入汤了，所以在为肿瘤患者准备膳食的时候多离不开各种"补汤"——乌鸡汤、牛尾汤、鱼汤、鸽子汤、猪蹄汤、骨头汤等。但有不少患者喝了那么多的汤，为什么却越来越瘦了呢？

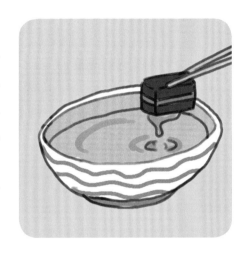

患者家属常常给肿瘤患者准备了熬制多时的营养汤，并且嘱咐患者喝汤就行，汤里的肉和汤渣都是食之无味的废料，可以丢弃了。其实，这样做是错误的。

汤里面的营养成分很少。对汤的营养成分分析表明，汤主要含少量的游离氨基酸和少量的钠、钾、钙、镁等离子。无论煲汤的时间有多长，食材中的营养都不能完全溶解在汤里。有研究表明，肉类中的营养能溶入汤中的最多也不超过10%，即使用高压锅煲汤也不能再增加了。

其实，食材中的大部分营养，特别是肿瘤患者急需的蛋白质，都留在汤渣里了。肿瘤患者如果大量喝汤，还会影响其他食物的摄入，膳食单一，反而会导致营养不良。而且，人的进食量有限，一些肿瘤患者又胃口不佳，往往喝了汤就吃不下肉，所以在病房中经常可以看到"患者喝汤、家属吃肉"的奇怪情景。

肿瘤患者可以少量喝汤，喝汤可以补水和促进食欲，但应该把汤里的肉和汤渣一起吃掉。如果只喝汤不吃肉，那实在是有些得不偿失！

阅 读 笔 记

53 患了甲状腺癌能吃碘盐做的菜吗

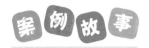

小金是一位30岁的年轻女性，最近被诊断为甲状腺癌，手术后她一直担心碘摄入过多的问题。因为她听说碘摄入过多就是导致甲状腺癌的危险因素，她很想知道像她这样手术后的甲状腺癌患者能吃碘盐做的菜吗？

碘是人体合成甲状腺激素的主要原料，甲状腺激素参与身体新陈代谢，维持所有器官的正常功能，促进人体尤其是大脑的生长发育。目前没有直接证据表明选用碘盐或碘摄入量增加与甲状腺癌的发生相关。

近年来，全球主要国家无论是否采取补碘措施，无论碘摄入量是增加、稳定或下降，甲状腺癌的发生率都在增加，并且主要以直径小于1.0厘米的微小癌增加为主。甲状腺癌之所以越来越多，目前认为可能与高分辨率B超的广泛应用而产生的对隐匿癌或微小癌的过度诊断相关。也就是说，不是甲状腺癌出现了爆发式的增长，而是以前没有被发现的微小癌被更多地发现了。相当一部分甲状腺微小癌进展很慢，恶性度低，预后良好。甲状腺结节目前更常见一些，这类患者根据医生的建议，进行定期跟踪观察即可。

尚未做手术的甲状腺癌患者要减少碘的摄入，包括吃无碘盐，不要吃海苔、海带、紫菜等含碘非常高的海藻类食品，不要服用任何含碘的营养补充剂，以免刺激甲状腺癌生长。

已经做甲状腺全切术的患者，因为不再有甲状腺组织，摄入的碘不起作用，吃不吃碘盐已经无所谓了。

而部分切除的甲状腺癌患者，因为还保留了部分甲状腺组织，所以应该和未做手术的甲状腺癌患者一样，要严格限制碘的摄入。

阅 读 笔 记

54 得了癌症是不是就不能吃辣了

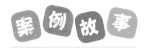

老张以前是无辣不欢的人，但是患上癌症后，医生嘱咐要清淡饮食，家人也严格限制他吃辣。可是他感觉食物没有一点辣味，吃什么也没有胃口，结果反而是越来越消瘦了。癌症患者真的一点辣也不能吃吗？

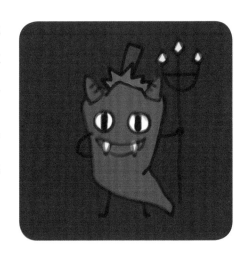

很多癌症患者经常听到要忌辛辣饮食，那是不是得了癌症就不能吃辣了？其实，国内很多地方吃辣已经成为习惯，然而并没有在肿瘤的发病率、死亡率等方面高于其他地区。还有一些说法，如吃辣会刺激肿瘤生长加速，也没有足够的科学根据。

2015年国际权威医学杂志《英国医学杂志》发表了中国慢性病前瞻性研究的结果，发现与不常吃辣食的个体（＜1天/周）相比，常吃辣食者（6～7天/周）的总死亡风险降低了14%。该研究同时发现，常吃辣食者死于肿瘤、缺血性心脏病和呼吸系统疾病的风险也存在类似的降低现象。

很多患者从小就习惯了吃辣，只有吃辣食物才有食欲。而得了肿瘤之后，因为这种误解，则被要求完全忌辣，这样一来，肿瘤本身以及放化疗都会引起食欲减退，再加上改变吃辣饮食习惯，往往会让患者更加没有食欲，这样对患者的康复没有任何好处。

在患者食欲不振时，适当吃一点辣，能够刺激唾液和胃液分泌，增加食欲，促进胃肠蠕动，帮助消化，帮助患者多摄入一些食物，这其实对患者补充营养是有帮助的。

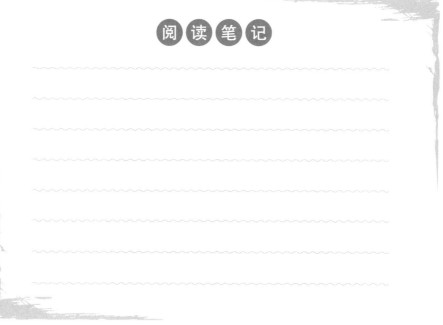

小贴士

当然，吃辣也要适可而止，过于辛辣对胃肠道是一种破坏，对心血管也是一种刺激。如果患者同时合并胃溃疡、胃炎、胆囊炎、胆石症、慢性胰腺炎、便秘、痔疮、肛裂、高血压、冠心病等，要适当减少吃辣。

阅读笔记

55 有了乳腺癌能吃豆制品吗

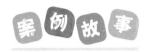

很多女性乳腺癌患者都会关注这样一个问题：有了乳腺癌是不是不能吃豆制品？因为她们听说，豆制品含有植物雌激素，会促使体内雌激素水平偏高，导致乳腺癌的复发和转移。这是真的吗？

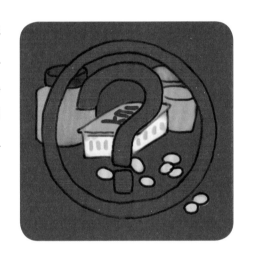

"吃豆制品促进乳腺癌复发转移"的说法是错误的。

女性体内雌激素水平过高确实有诱发乳腺增生和乳腺癌的危险。豆制品含有的植物雌激素，也就是大豆异黄酮，它在结构与功能上都与人体雌激素相似。它同样能和雌激素受体结合，但是其活性只有人体雌激素的1/100左右。在人体雌激素水平较低的时候，它可以适当弥补雌激素的不足；但是在人体雌激素水平较高的时候，大豆异黄酮与雌激素结合后，由于其较低的活性，反而降低了体内雌激素的作用。因此，豆制品中的植物雌激素在女性体内的作用是双向的，是人体雌激素的调节剂。它不但不会增加乳腺癌风险，反而有抗癌作用。除此之外，豆制品中还含有其他很多抑制细胞过度增殖的营养成分。

2009年，《美国临床营养学》杂志的一篇针对七万多名中国女性的研究发现，从青春期就开始摄入较多豆制品的人，绝经前患乳腺癌的风险比摄入较少的人降低约40%。2012年，该杂志又发表了一篇中美合作的调查，研究者对9 514位中美乳腺癌患者进行了平均7.4年的跟踪调查，发现那些摄入豆制品最多的患者，乳腺癌死亡风险及复发风险比摄入量最低的人降低30%左右。

　　这些研究说明，乳腺癌患者适当吃一些豆制品不但没有害处，还有很多好处。

阅读笔记

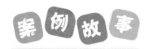 肿瘤康复期需要吃蛋白粉吗

小李的岳父是一位肿瘤患者，国庆节到了，他想带一些营养品给岳父以表敬意。他看到市面上蛋白粉卖得很不错，但是他有个疑问，给肿瘤患者买蛋白粉合不合适呢？

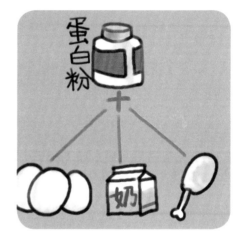

蛋白质是人体最重要的营养成分，对人体组织修复有重大且不可替代的意义，可以说，没有蛋白质就没有生命。但是，蛋白质摄入量应以满足人体需要为最佳，并不是多多益善，超过需要的蛋白质会导致代谢废物的大量产生，增加肝肾负担，有害无利。

其实，我们日常的食物都可以提供一定量的蛋白质，比如，1个鸡蛋提供6克蛋白质，250毫升牛奶提供7克蛋白质，100～150克肉类（猪、牛、羊、鸡、鱼）可以提供16～25克蛋白质。对于能正常进食的肿瘤患者，通过摄入简单的日常食物就可以满足人体蛋白质需要的。因此，凡是能正常进食的肿瘤患者，都不需要额外服用蛋白粉。

只有那些饮食中蛋白质摄入量达不到推荐量且无法通过饮食补充时，才需要服用蛋白粉来补充。

如果肿瘤患者存在营养不良、肌肉萎缩、身体虚弱的情况下，可以适当补充蛋白粉。但是，补充蛋白粉还有一个前提，就是要能量摄入足够，如果患者摄入的能量不够，那么蛋白质就不会发挥构建身体组织的作用，而是会作为能量来源而被消耗掉，白白浪费了。

小贴士

要注意的是，患者服用蛋白粉之前，要与医生或者营养师确认患者的肾脏功能正常与否，如果已经有肾脏功能损害，就要少用或者不能选用了。

阅 读 笔 记

五、常见肿瘤饮食营养对策

　　癌症患者的饮食营养治疗与治病一样，若要取得良好的疗效，当注重因病、因人而异。正所谓"萝卜白菜，各有所爱"，不同的癌症，皆有着不同的饮食营养对策。

　　人是铁，饭是钢。癌症患者更是如此，但怎么吃更合理、更有助于治疗和康复，是有很多讲究的。

　　这一部分，将讨论乳腺癌、胃癌、结直肠癌、肝癌、胆囊癌、胰腺癌、肺癌、淋巴瘤等8种常见肿瘤的饮食营养对策，供广大读者参考选用。

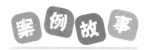

57　乳腺癌患者这样吃更有益

　　王奶奶刚刚被诊断为乳腺癌，计划马上就要开始化疗和靶向治疗了。王奶奶的女儿今天挂了徐主任的专家号，刚进诊室，来不及坐下，就着急地问徐主任："乳腺癌患者吃什么东西好？有哪些东西要忌口？我妈妈有高血压和糖尿病，应该怎样给她补营养呢？"徐主任笑着安慰她说："别着急，先坐下，我们好好地来聊聊乳腺癌患者吃的问题。"

　　乳腺癌是一种浅表性肿瘤，大多数患者尤其是早中期患者的食欲、消化功能不受影响，总体的营养状况良好。80%的乳腺癌患者表现为激素受体阳性，是一种雌激素依赖性肿瘤。

　　在饮食上应注意避免含激素类的食物，比如蜂蜜、花粉类食品或营养品。有研究发现，摄入含有丰富可抗氧化的营养素和膳食纤维是乳腺癌的保护措施之一，因此乳腺癌患者应多食用新鲜蔬菜和水果。

　　过多的红肉（如猪肉、牛肉、羊肉等哺乳动物的肉）、加工肉类以及烟酒可以增加患乳腺癌的风险，然而在生活中需要辩证地看待此类问题。比如，红肉可以增加蛋白质也可增强患者体质及免疫力，营养学家也并不建议患者完全不吃不碰。同样是红肉，不同肉类的蛋白质以及脂肪含量有所区别，比如在市场中贩卖的肉类中，猪肉的脂肪含量最高，羊肉次之，牛肉最低；即使是在猪的瘦肉中，脂肪依然有相当含量。建议患者可以选择牛肉这样脂肪含量相对低的肉类食用。

戒烟和戒酒对乳腺癌患者而言是完全必要的。

激素受体阳性的乳腺癌患者会服用内分泌治疗药物，这些药物的副作用会导致血糖、血脂升高，也可导致骨质疏松的发生。针对这一情况，乳腺癌患者的饮食中还需要避免高糖、高脂的食物（动物内脏、奶油等）；此外，维生素D不仅可以预防乳腺癌，还可以增加患者的骨密度，是乳腺癌患者必需的营养素，可以适当摄入海鱼、脱脂牛奶、猕猴桃、鱼肝油等。

阅 读 笔 记

58 胃癌患者更要注意饮食营养

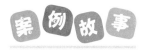

　　李医生查房时发现一位正在接受Ⅳ期化疗的胃癌患者，出现了比较严重的贫血症状。为了进一步对患者进行营养评估和治疗，李医生又详细询问了患者近期的饮食情况。家属说："这几天饮食情况不太好，吃得比较少，早上红枣粥吃了一些，每天中午还特意做了菠菜豆腐汤送过来，吃得

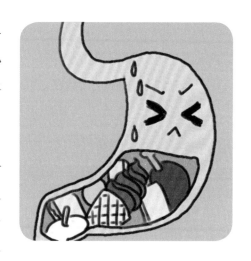

也不多，所以出现贫血了。"李医生说："补充血红蛋白的关键当然是补充蛋白质和补铁，菠菜和红枣中的铁含量虽然不低，但是它们的吸收和利用效率并不高，对他不是非常适合。真正想补血补铁，还是要靠动物肝脏、血制品等，补充蛋白质还需要建立在全天提供充分热量基础上哦！"

　　胃是人体主要的消化器官，胃癌患者的营养状况与手术恢复后的生存密切相关。对于术后的患者而言，尽快恢复胃肠功能是饮食指导的主要目标。在术后排气恢复后，饮食可由流质逐渐过渡到半流质。饮食以

清淡易消化为主，忌辛辣，可进食藕粉、果汁、米汤等作为恢复饮食的起步食品，若无不适开始增加易消化的蛋白质含量高的鱼肉、瘦肉，避免进食高盐、坚硬、过烫的食物。避免暴饮暴食，必要时可少食多餐。

此外，要素饮食也是现代医疗所推荐的饮食方式，它是一类化学精制食物，含有全部人体所需的易于消化吸收的营养成分。胃癌术后的要素饮食以精氨酸、n–3脂肪酸、支链氨基酸、维生素C、维生素E等抗氧化剂组成。要素饮食也就是通常百姓所说的"营养粉"，研究表明它可以提高患者手术后的各项营养指标如血红蛋白、白蛋白等，减少并发症，恢复体重，提高免疫力。

接受放化疗的胃癌患者饮食总体原则和术后患者一样，高蛋白饮食、富含维生素的瓜果蔬菜是饮食的主角。由于肿瘤细胞的代谢特点，更喜爱"甜食"，糖分过高的食物需要避免。而与术后患者不同的是，放化疗会引起胃肠道毒性、黏膜溃疡、腹泻、便秘等，这些会导致患者体力进一步的消耗。当患者出现这些不良反应的时候，根据具体症状可以通过改善饮食结构减轻治疗的副作用同时保证机体有充分的营养摄入。具体指导可参见前文"三、营养治疗"部分（本书第92～123页）。

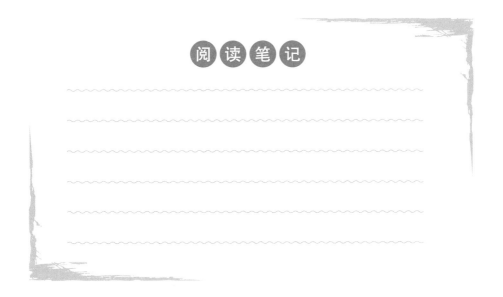

阅 读 笔 记

59　结直肠癌患者要合理调整饮食

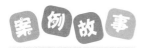

纪医生到病房会诊一位结直肠癌术后患者。这位患者术后设置了永久性肛门（造口），目前已开始接受每两周一次的化疗，预计两周后会再执行下一次化疗。患者的病程里记录着他的体重在手术前后已经减轻接近5千克。患者儿子问纪医生："我老爸刚刚做完手术，医生说吃点好消化的，因为做了造口，又感觉什么都不敢吃，也不太敢吃，真是困惑啊！"

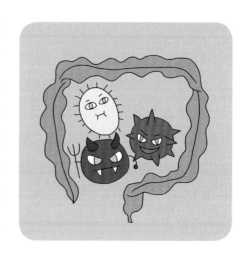

目前结直肠癌的主要治疗方法有手术、放疗、化疗、靶向治疗、免疫治疗、局部冷冻疗法、姑息对症支持治疗等。对早期肠癌而言，手术是有效的根治方法，结直肠是食物吸收和排泄的器官，切除可能导致电解质紊乱、腹泻、便秘等合并症，合理的饮食调整可以减少这些合并症的发生，并促进伤口愈合，促进康复。

（1）术后1～2天可开始清流质饮食，如米汤、过滤无渣的果汁、运动饮料等。由50毫升开始，逐渐增加至100～200毫升，过渡期饮食每天6～8餐。

（2）术后大约5天开始流质饮食，如藕粉、米粉、淡果汁、稀粥等，等适应流质后（大约术后7天）可慢慢尝试低脂少渣半流食，如米粥、酸奶、蛋羹、疙瘩汤、肉泥汤、土豆泥等，注意细嚼慢咽。

适应后再尝试软食，大约1个月后逐渐过渡到普通饮食。

康复期饮食仍需要遵循均衡多样，保证优质蛋白的摄入，例如鸡蛋、精瘦肉、去皮鸡肉等，每天至少2/3的蛋白质来自这些动物性食物，其余1/3可选择豆制品如豆腐、豆浆等。

需避免产气、刺激性食物如萝卜、洋葱、粗粮及干豆类等。

（3）术后过渡阶段中饮食摄入不足或者恢复较慢，需尽早采用口服营养剂补充营养。

（4）肠造口的患者还应注意避免易产生不良气味的食物，如鱼、蒜、洋葱、韭菜、萝卜、干豆类。还要禁食含膳食纤维较多的蔬菜。

（5）结肠切除手术患者易出现维生素C、维生素B_{12}、叶酸等缺乏，可以适量补充。

小贴士

结直肠癌患者恢复正常饮食后需要定期监测空腹体重（每1～2周1次）。如存在营养风险或营养不良，饮食摄入不足，首先采取口服营养补充，可选择整蛋白型全营养制剂。

60 肝癌患者怎么吃

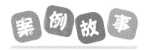

　　65岁的王先生半年前做过原发性肝癌手术，在家定期监测体重，突然发现近1个月体重由原来的56千克减轻至53千克。王先生就纳闷了："手术后饮食一直比较小心，体重为什么还是往下掉呢？"

　　肝脏是机体代谢的重要器官，参与多种营养物质的加工、血糖调节、分泌胆汁、解毒等功能。肝癌本身以及手术都会导致肝功能损伤、消化功能减弱、食欲减退等副作用。通过饮食营养调整可以改善患者的营养状况，促进肝细胞的修复，减少手术的并发症。

　　（1）肝脏手术后，患者消化功能减弱，常常伴有疼痛、食欲下降、腹胀和疲劳等症状，一般需要禁食一段时间，使肝脏和胃肠道得到休息。可以暂时以肠外营养支持为主。

　　（2）术后饮食恢复循序渐进。一般术后2～3天可以恢复经口进食。开始从无脂流质饮食，适应后过渡到低脂半流食、软食，再慢慢过渡到普通饮食。

　　（3）术后恢复期应选择优质蛋白质、维生素含量丰富、低脂的食物，可减轻肝脏负担。如鱼虾、鸡蛋蛋清、鸡肉、豆腐及脱脂奶制品和新鲜的蔬菜水果等。

　　（4）术后膳食少量多餐，每天5～6次，烹饪方式宜采用蒸、煮、氽、炖等方式。

（5）术后应戒酒，忌油腻、腌制、膳食纤维高及刺激性食物。如油炸食品、坚果、笋、整粒大豆等，避免有损肝功能的食物，如发霉的食物、含有人工合成香精和色素的熟食饮料等。

阅 读 笔 记

61 胆囊癌患者要限制高脂肪饮食

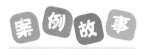

门诊患者郑先生，半年前行胆囊癌手术，术后随访，目前体重较前下降5千克，"医生，术后到现在一直不太敢吃荤菜，体重也一直下降，我是否需要补充其他保健品呀？"

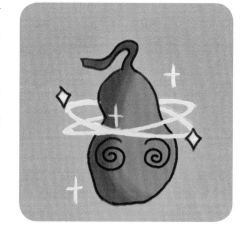

胆囊有浓缩和储存胆汁的作用，而胆汁主要是胆盐或胆汁酸，可作为乳化剂乳化脂肪，降低脂肪的表面张力，使脂肪乳化成微滴分散于溶液中，便增加了胰脂肪酶的作用面积；胆汁酸还可以与脂肪酸结合，形成水溶性复合物，促进脂肪酸的吸收，总之，胆汁对脂肪的消化和吸收具有重要的意义。因此，胆囊癌患者需要限制脂肪的摄入，减少对胆囊的刺激。

胆囊癌患者的饮食营养对策有如下几点。

（1）饮食原则：平衡、多样、适量。

（2）增加鱼、瘦肉、豆制品、新鲜蔬菜、水果等富含优质蛋白质和抗氧化营养素丰富的食物；可以多吃西红柿、玉米、胡萝卜等富含维生素A的食物。

（3）限制脂肪和胆固醇含量高的食物，如肥肉、油炸食物、鱼子、蛋黄以及动物内脏等，尽量用植物油代替动物油。

（4）适当限制膳食纤维含量高的食物，如韭菜、芹菜、笋等，以免因消化困难而增加胃肠蠕动，从而引发胆绞痛。

（5）少量多餐，增加饮水量，增加胆汁分泌和排泄，减轻炎症反应和胆汁淤积。

（6）烹饪以蒸、煮、炖、烩等清淡少油的方式，忌油炸、烧烤、熏腌食物；忌烟酒及辛辣刺激生冷的食物，如辣椒、芥末。

阅 读 笔 记

62 胰腺癌患者饮食要注意循序渐进

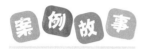

徐医生这周门诊时接待了一位78岁的老患者李先生，李先生1个月前被确诊为胰腺癌，3周前接受胰头十二指肠切除术。现在手术伤口恢复得不错，但是体重在这段时间内由68千克下降至62千克，同时还觉得乏力。李先生思路非常清楚，问完后续的化疗方案后，接着又问："徐医生啊，我还有1周左

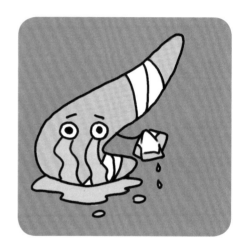

右就准备接受化疗了，我自己觉得173厘米的身高、63千克的体重不是很理想呢！而且，自从得了病，进食后就容易出现腹胀，吃东西的量也减了不少，怎么办呢？照现在的状态，我很担心治疗坚持不住啊！"

胰腺是人体重要的消化腺和内分泌器官，可以通过分泌各种胰酶帮助机体营养物质的消化、吸收，同时还能分泌胰岛素来调节体内的血糖。胰腺癌恶性程度较高，早期发现和手术是治疗的有效手段。术后饮食需要循序渐进过渡，恢复期饮食不仅要保证充足、均衡的营养供给，还要顾及受损的消化功能，若不注意饮食，容易出现腹胀、肠梗阻等并

发症，甚至会导致胰瘘等严重情况，需要再次手术治疗。

（1）术后患者消化功能减弱，常常伴有疼痛、食欲下降、腹胀和疲劳等症状，一般需要禁食一段时间，其间主要靠肠外营养支持。

（2）恢复经口进食后应遵循循序渐进的原则：无脂流质饮食开始，适应后过渡到低脂半流质饮食、软饭，再慢慢过渡到普食。少量多餐，每天5～6餐，烹饪方式宜采用蒸、煮、汆、炖等方式。

（3）过渡阶段应限制脂肪，适当限制主食和高蛋白的食物，避免纯糖类食品。术后适合的食物种类包括鱼虾、蛋清、去皮鸡鸭肉、豆腐、脱脂牛奶及多种新鲜蔬菜、水果、米面、馒头等；主食尽量细软，少用含纤维多及易胀气的食物，如萝卜、洋葱、粗粮、干豆类等。

（4）少油少盐，清淡饮食为主，忌烟酒，避免刺激性食物及调味品。

（5）补充脂溶性及水溶性维生素，适当补充含钙、铁丰富的食物，如牛奶、血豆腐等。可适当补充善存或金施尔康等维生素制剂。

（6）保证充足的睡眠，放松心情，保持良好的心态。

（7）因疼痛和腹胀等导致食欲不好的患者，可以采用少量多餐的方式增加营养，症状严重的时候可给予止痛药、消化酶等。

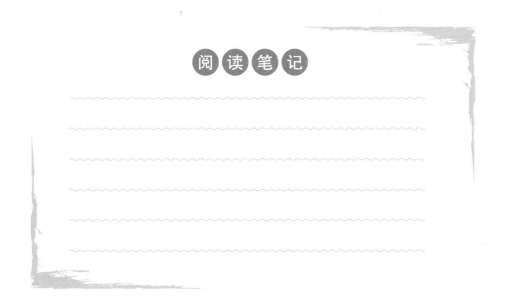

阅 读 笔 记

63 肺癌患者一定要严防营养不良

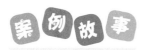

刘主任查房时，病房里32床的老陈时不时地咳嗽几声。陪护的女儿抱怨："刘主任，您快说说我爸。他都有肺癌了，还想着偷偷抽烟。给他吃甲鱼汤、鸽子汤，他嫌腻，喝几口就再也不吃了。还天天说馋油条吃！肺癌患者到底怎么补营养才好呢？"

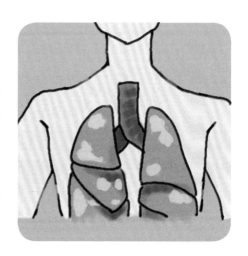

首先，肺癌的发病大多与吸烟和环境污染相关，所以大家可以做到的预防措施包括戒烟戒酒、拒绝二手烟、雾霾天戴口罩、适当隔绝和减少厨房油烟污染等。

其次，肺癌患者还要根据具体的病情和治疗方案进行合理的饮食营养调配和生活习惯调节。

（1）化疗患者，在治疗时根据使用的具体药物不同，可能会出现过敏、恶心呕吐、腹泻、皮疹以及白细胞下降等反应。如果上述症状较为严重，最为稳妥的方式是立即就诊，进行相应的检查和治疗。如果只是轻度的恶心呕吐或者腹泻，可以尽量进食清淡的食物，避免过于油腻的食物诱发不适感，同时注意多进食高蛋白质食物，有利于机体的恢复和血细胞的生长。具体措施可以参考前文相关条目的内容。

（2）靶向治疗患者：由于靶向药物的不良反应大多数相对比较轻，所以保持正常的饮食和健康的生活习惯就可以了。

（3）免疫治疗患者：免疫治疗作为比较新兴的治疗方式，大家对它的不良反应还是有一些认识不够到位的地方。相对而言，免疫治疗的不良反应比化疗少见，但是它有一些特别的反应，比如间质性肺炎和心脏毒性等，要定期检查，及时处理。

在开始治疗之前，必须先做相关的风险评估以了解治疗过程中有可能出现的免疫毒性和具体风险。

其次，在治疗的过程中，要把自己新出现的、有可能相关的症状，比如说皮疹、疲乏、腹泻、咳嗽、呼吸困难等，及时和主诊医师沟通。可以继续之前的相对健康的饮食习惯，适当减少和控制烟酒以及辛辣刺激性食物摄入量。

（4）放疗患者：由于放射线对肿瘤细胞和正常组织细胞均有毒性作用，因此患者在接受放疗过程中，皮肤、口腔和食管黏膜、唾液腺、味蕾等一系列的损伤，出现急性（治疗期间出现）或慢性（一直持续到或在治疗后出现）的放疗反应，会影响患者的食欲和进食。

所以对于进食有障碍，或者出现腹泻等不适的患者，可以调整膳食的结构组成，可以选择容易消化吸收的软食或者半流质饮食，严重者可以尝试肉糜或者羹汤。

还可以加用一定量的口服营养补充剂，比如短肽型、整蛋白型和特殊型等，这些在合规的营养制品的外包装上会有标注。

淋巴瘤患者要加强营养提高免疫力

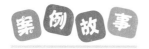

案例故事

盥洗室里患者家属一边刷牙洗脸，一边在聊天。

"你家得的是什么癌啊？"

"我家那个得的不是癌，是瘤。"

"啊？瘤也要化疗吗？"

"要的，是淋巴瘤，挺严重的呢。刚发病那会儿，人一下子瘦了有5千克，还发热，晚上虚汗多。"

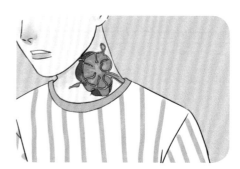

"哟，那要好好补补。多给他吃些有营养的东西吧。"

"医生早就交代过要好好注意他的饮食了呢，这段时间边做化疗，还边长肉啦！"

"那你们是怎么补的呀？"

讲解

淋巴瘤是一种比较特殊的肿瘤，在我国多数为B细胞淋巴瘤，若通过专业有效的治疗，大多数患者可以治愈。淋巴瘤患者由于疾病本身、化疗和靶向治疗等，大多数存在免疫力低下的情况，是病毒和细菌的易感人群。

无明显症状且疾病进展较慢的患者，特别是一些惰性淋巴瘤患者，可以按照我国居民膳食营养指南来进食。保持合适的体重，食物多样化均衡化，多食用新鲜的蔬菜水果，减少精加工食物的摄入。

如果是疾病进展很快，在紧锣密鼓的化疗和放疗过程中的患者，对饮食就有更高的要求了，比如：淋巴瘤患者中还有一类特殊的人群，就是青少年。国内外的普遍趋势是儿童和青少年中超重或者肥胖的比例持续增加，同时由于课业的负担及生活习惯的改变，相当一部分青少年的课余锻炼时间有限，较少参加有益于身体健康的活动。对于这部分人群，可以通过减少食物分量、限制餐间小食，限制高能、高脂和含糖的食物等，减少能量摄入；增加蔬菜、水果、豆类、全谷类等植物性食物的摄取；增加体育锻炼时间、适当加大活动强度、采取积极运动的生活方式等。